Thieme

Forum Logopädie

Herausgegeben von Luise Springer
und Dietlinde Schrey-Dern

In dieser Reihe sind folgende Titel bereits erschienen:

Bigenzahn, W.: Orofaziale Dysfunktionen im Kindesalter. Grundlagen, Klinik, Ätiologie, Diagnostik und Therapie, 2. Aufl.
Biniek, R.: Akute Aphasie. Aachener Aphasie-Bedside-Test, 2. Aufl.
Bongartz, R.: Kommunikationstherapie mit Aphasikern und Angehörigen. Grundlagen – Methoden – Materialien
Dickmann, Ch./Flossmann, I./Klasen, R. et al.: Logopädische Diagnostik von Sprachentwicklungsstörungen. Sprachsystematisch konzipierte Prüfverfahren
Jahn, T.: Phonologische Störungen bei Kindern. Diagnostik und Therapie
Kotten, A.: Lexikalische Störungen bei Aphasie
Lauer, N.: Zentral-auditive Verarbeitungsstörungen im Kindesalter. Grundlagen – Klinik – Diagnostik - Therapie, 2. Aufl.
Sandrieser, P./Schneider, P.: Stottern im Kindesalter, 2. Aufl.
Schlenck, C./Schlenck, K.J./Springer, L.: Die Behandlung des schweren Agrammatismus. Reduzierte-Syntax-Therapie (REST)
Sick, U.: Poltern
Spital, H.: Stimmstörungen im Kindesalter
Tesak, J.: Einführung in die Aphasiologie, 2. Aufl.
Weigl, I./Reddemann-Tschaikner, M.: HOT – Ein handlungsorientierter Therapieansatz für Kinder mit Sprachentwicklungsstörungen
Wendlandt, W.: Sprachstörungen im Kindesalter. Materialien zur Früherkennung und Beratung, 4. Aufl.
Ziegler, W./Vogel, M./Gröne, B. et al.: Dysarthrie. Grundlagen – Diagnostik – Therapie, 2. Aufl.

In Vorbereitung:

Nonn, K. / Wiesmann, A.: Praxisanleitung für unterstützte Kommunikation
Huber, W./Poeck, K./Springer, L.: Klinik und Rehabilitation der Aphasie – Eine Einführung für Patienten, Angehörige und Therapeuten
Schrey-Dern, D./Stiller, U./Tockuss, C.: Sprachentwicklungsstörungen
Wendlandt, W.: Stottern im Erwachsenenalter

Einführung in die Aphasiologie

2., aktualisierte Auflage

Jürgen Tesak

24 Abbildungen
13 Tabellen

Georg Thieme Verlag
Stuttgart · New York

Prof. Dr. phil. Jürgen Tesak
Fachbereich Gesundheit
Europa Fachhochschule Fresenius
Limburger Straße 2
65510 Idstein

Dietlinde Schrey-Dern
Lehranstalt für Logopädie
am Universitätsklinikum
RWTH Aachen
Pauwelsstr. 30
52074 Aachen

Dr. phil. Luise Springer
Lehranstalt für Logopädie
am Universitätsklinikum
RWTH Aachen
Pauwelsstr. 30
52074 Aachen

Bibliographische Information Der Deutschen Bibliothek

Die Deutsche Bibliothek verzeichnet diese Publikation in der Deutschen Nationalbibliographie; detaillierte bibliographische Daten sind im Internet über http://dnb.ddb.de abrufbar.

1. Auflage 1997

Wichtiger Hinweis: Wie jede Wissenschaft ist die Medizin ständigen Entwicklungen unterworfen. Forschung und klinische Erfahrung erweitern unsere Erkenntnisse, insbesondere was Behandlung und medikamentöse Therapie anbelangt. Soweit in diesem Werk eine Dosierung oder eine Applikation erwähnt wird, darf der Leser zwar darauf vertrauen, dass Autoren, Herausgeber und Verlag große Sorgfalt darauf verwandt haben, dass diese Angabe **dem Wissensstand bei Fertigstellung des Werkes** entspricht.
Für Angaben über Dosierungsanweisungen und Applikationsformen kann vom Verlag jedoch keine Gewähr übernommen werden. **Jeder Benutzer ist angehalten**, durch sorgfältige Prüfung der Beipackzettel der verwendeten Präparate und gegebenenfalls nach Konsultation eines Spezialisten festzustellen, ob die dort gegebene Empfehlung für Dosierungen oder die Beachtung von Kontraindikationen gegenüber der Angabe in diesem Buch abweicht. Eine solche Prüfung ist besonders wichtig bei selten verwendeten Präparaten oder solchen, die neu auf den Markt gebracht worden sind. **Jede Dosierung oder Applikation erfolgt auf eigene Gefahr des Benutzers.** Autoren und Verlag appellieren an jeden Benutzer, ihm etwa auffallende Ungenauigkeiten dem Verlag mitzuteilen.

Rüdigerstraße 14
D-70469 Stuttgart
Telefon: + 49/0711/8931-0
Unsere Homepage: http://www.thieme.de

Printed in Germany

Zeichnungen: Angelika Brauner, Tutzing
Umschlaggestaltung: Thieme Verlagsgruppe
Umschlaggrafik: Martina Berge, Erbach
Satz: Sommer Druck, Feuchtwangen
(System: 3B2, Version 7.51f/W)
Druck: Grafisches Centrum Cuno, Calbe

ISBN 3-13-111112-7 1 2 3 4 5 6

Vorwort zur 2. Auflage

Erfreulicherweise hat sich der Bedarf nach einer Neuauflage meiner „Einführung in die Aphasiologie“ ergeben. Die Kernbereiche der 1. Auflage haben als Grundlagenwissen noch Bestand, und aus diesem Grunde wurde der Weg der Aktualisierung gewählt. Das ursprüngliche Konzept des Buches war eine erste Heranführung an die Aphasie vor allem im Hinblick auf sprachliche Symptome und psycho-linguistische Modellbildung, und die angestrebte Zielgruppe waren Sprachtherapeut(inn)en in der Ausbildung oder im Studium. Dies sind immer noch die Ansprüche der Neuauflage.

Das Thema Therapie habe ich ausführlicher in meinem Buch „Grundlagen der Aphasietherapie“ abgehandelt. Ebenso sind historische Aspekte an anderer Stelle dargestellt („Geschichte der Aphasie“). Entsprechend ist die vorliegende „Einführung in die Aphasiologie“ dazu komplementär angelegt. Für eine eher medizinisch orientierte Sichtweise auf die Aphasie bietet sich das Werk von Kessler et al. (2003) an.

Das vorliegende Buch kann nur der Beginn der Beschäftigung mit einem komplexen Thema sein. Daher habe ich am Ende eines jeden Kapitel einen Kommentarteil mit weiterführenden Literaturhinweisen verfasst. Die Kommentare schließen meine persönlichen Anmerkungen und Ausblicke zu bestimmten Aspekten der behandelten Themen ein.

Frau Schimmer, Herrn Dr. Schneider und Herrn Dr. Urbanowicz vom Thieme Verlag danke ich für ihre beharrlichen Mühen, mir trotz großer beruflicher Belastung eine Bearbeitung abgerungen zu haben.

Idstein, Juni 2005 Jürgen Tesak

Vorwort zur 1. Auflage

Die vorliegende Arbeit soll interessierte Leserinnen und Leser mit grundlegenden Aspekten der Aphasiologie vertraut machen, ohne die Komplexheit und die Probleme des Faches zu ignorieren. Der Schwerpunkt wurde auf die Darstellung der aphasisch-linguistischen Symptomatik und auf psycholinguistische Modellvorstellungen gelegt. Aufgrund des eingeschränkten Umfangs dieser Einführung wurden drei wichtige Dimensionen der Aphasie nicht bzw. nur am Rande thematisiert: die Geschichte der Aphasieforschung, die experimentelle Aphasiologie und die Therapie der Aphasien.

Aufgrund verlagstechnischer Aspekte wurden aus den Fußnoten Anmerkungen am Ende des Textes. Die Kapiteleinteilung ist ein Kompromiß zwischen den Herausgeberinnen und dem Autor. Aus Platzgründen erscheinen Personenbezeichnungen durchwegs in der männlichen Form allein statt in männlicher und weiblicher Form.

Das Buch ging aus der Vorlesung „Neurolinguistik" am Institut für Spezielle Psychologie der Universität Basel bzw. aus der „Einführung in die Aphasiologie" an der Schule für Logopädie der Klinik Bavaria in Kreischa hervor. Den ersten Entwurf dieses Buches bzw. Teile daraus haben Thomas Benke (Innsbruck), Claudia Born (Basel), Jürgen Dittmann (Freiburg), Frank Ostermann (Kreischa), Frank Regenbrecht (Kreischa), Luise Springer (Aachen) und Ina Wiezorek (Kreischa) gelesen und kommentiert. Für ihre anregende und hilfreiche Kritik sei ihnen herzlich gedankt. Die Herausgeberinnen von FORUM LOGOPÄDIE, Frau Springer und Frau Schrey-Dern, und Herr Urbanowicz vom Thieme Verlag haben das Projekt von Beginn an unterstützt.

Gewidmet ist das Buch meiner Frau Gerhild.

Dresden, Juli 1997 Jürgen Tesak

Inhaltsverzeichnis

1 Definitionen und Klassifikationen

Aphasie wird auf verschiedene Weise definiert. Wenn wir ein halbes Dutzend Experten nach ihrer Meinung fragen würden, erhielten wir wahrscheinlich ein halbes Dutzend Definitionen. So scheint eine allgemein gültige Definition der Aphasie ein Ding der Unmöglichkeit zu sein.

Brookshire 1983:19

1 Definitionen und Klassifikationen

Definitionen schränken einen Gegenstandsbereich ein und schließen verwandte, aber doch verschiedene Bereiche aus. Im konkreten Fall soll „Aphasie“ definiert und von anderen Störungen abgegrenzt werden. Zudem werden unterschiedliche Systeme der Klassifikation der Aphasien kurz vorgestellt.

Definitionen der Aphasie

Aphasie (von griech. ἀφασία) bedeutet dem Wort nach „Sprachlosigkeit“. Die Bezeichnung wurde 1864 vom französischen Neurologen Armand Trousseau für eine Sprachstörung nach Hirnschädigung eingeführt und löste andere Begriffe wie „Aphemie“, „Alalie“ oder „verbale Amnesie“ ab (Ryalls 1984, Henderson 1990, Herrmann 1990, Tesak 2005a). Seit damals gibt es viele Versuche, die Aphasie(n) in Definitionen zu fassen (z. B. Rosenbek et al. 1989:34 – 54).

Nur über 2 Bestimmungsstücke herrscht üblicherweise Einigkeit (Benson & Ardila 1996:3):

> **!**
> - Ursache einer Aphasie ist eine Schädigung des Gehirns.
> - Die sprachliche Leistung der Betroffenen ist beeinträchtigt.

Darüber hinaus gehen die folgenden, im deutschsprachigen Raum weit verbreiteten **Annahmen** bzw. **definitorische Bestimmungsstücke** der Aphasie:

> **!**
> - Aphasie ist die Folge einer plötzlich auftretenden, umschriebenen kortikalen Läsion der linken Hemisphäre.
> - Aphasie betrifft sprachliche Leistungen bei relativer Intaktheit von Intelligenz und Gedächtnis.
> - Aphasie tritt nach vollzogenem Spracherwerb auf.
> - Aphasie ist eine Störung aller sprachlichen Modalitäten und Ebenen.
> - Aphasien sind relativ stabil und chronisch.

Diese Bestimmungsstücke grenzen die Aphasie in sinnvoller Weise ein und von anderen Störungen ab. Dennoch ist keine der letztgenannten Annahmen unumstritten. Zurzeit scheint sich der klassische Aphasiebegriff etwas zu erweitern.

Im Folgenden wird kurz der Zweck der einzelnen Bestimmungsstücke genannt, der Bezug zur Differenzialdiagnose hergestellt und gleichzeitig auf die Probleme verwiesen, die im Zusammenhang mit den genannten definitorischen Bestimmungsstücken diskutiert werden.

Der Aphasie liegt eine **Hirnschädigung** zugrunde. Dies grenzt aphasische Fehlleistungen von sprachlichen **Fehlleistungen bei Sprachgesunden** ab (beispielsweise Versprecher bei Müdigkeit, Ausdrucksschwierigkeiten unter Stress oder bei Sprechangst).

Mit der Annahme, dass die Ursache der Aphasie plötzlich auftreten muss (z. B. bei einem Schlaganfall), sollen **degenerative Erkrankungen** des Gehirns als Ursache ausgeschlossen werden, selbst wenn diese nachweislich (wie bei seniler Demenz vom Alzheimer-Typ) zu sprachlichen, also aphasischen Defiziten führen. Kessler et al. (2003:27 f) beschreiben bereits „Aphasien bei frontotemporaler Lappendegeneration“, worunter sie die frontotemporale Demenz, die progressive, nicht flüssige Aphasie sowie die semantische Demenz zählen.

Der Streit darüber, ob Sprachstörungen bei degenerativen Gehirnerkrankungen „Aphasien“ sind oder nicht, ist nicht entschieden (Au et al. 1989: 417). In gewissem Sinne ist die Frage rein definitorisch, denn Faktum ist, dass auch bei degenerativen Erkrankungen aphasische Symptome auftreten.

Diese Erkenntnis schlägt sich auch bei aktuellen Testverfahren nieder (z. B. Aphasie Check Liste 2002), die generell Sprachstörungen bei neurologisch beschreibbaren Ätiologien feststellen. Allerdings finden sich die Sprachstörungen bei Demenz oft zusammen mit **Ausfällen in der Kognition und im Gedächtnis**. Ebenso ist das Sozialverhalten bei aphasischen Personen üblicherweise normal, im Falle einer Demenz tendenziell auffällig.

Man kann daher den Begriff der Aphasie auch völlig unabhängig von der Art der Hirnschädigung verwenden (z.B. Caplan 1992). In der Folge ist es logisch, beispielsweise von traumatisch, demenziell oder zerebrovaskulär bedingten Aphasien zu sprechen.

Abzugrenzen von aphasischen Störungen sind auch Sprachstörungen bei **Geisteskrankheiten**. Die Sprache Verwirrter oder Schizophrener ist oft durch Konfabulationen gekennzeichnet (Peuser 1987); ob morphosyntaktische Abweichungen vorliegen, ist umstritten (Dittmann et al. 1989). Beide Gruppen kennzeichnen Verhaltensauffälligkeiten, welche die aphasischen Personen nicht zeigen.

Betrachtet man die biologische Ursache der Aphasie, ist es problematisch, Aphasien auf rein kortikale Läsionen einzuschränken, weil auch subkortikale Läsionen zu Sprachstörungen führen können (cf. Crosson 1992). Man unterscheidet daher kortikale und subkortikale Aphasien (Helm-Estabrooks & Albert 1991:35).

Die übliche Einschränkung auf die **linke Hemisphäre** grenzt Sprachstörungen ab, die auf Läsionen der rechten Hemisphäre zurückgehen. In der Wirklichkeit ist es manchmal schwierig, sprachliche **Minderleistungen rechtshemisphärisch geschädigter Patienten** von denen linkshemisphärisch geschädigter Aphasiker zu unterscheiden (Joanette & Goulet 1994). Bei Rechtshirngeschädigten liegen Probleme im Sprachverhalten – wenn vorhanden – eher auf der pragmatischen Ebene und beim Aufbau von Makrostrukturen auf der Textebene. Zentrale linguistische Ebenen wie Syntax, Phonologie und Semantik sind weniger beeinträchtig (Übersicht in Myers 1997). Häufige Begleiterscheinungen rechtshemisphärisch geschädigter Personen sind seltsamer Humor, Affektlabilität, Anosognosie und räumlich konstruktive Störungen.

Zudem scheint bei bestimmten Menschengruppen auch nicht die linke, sondern die **rechte Hemisphäre** für Sprache dominant zu sein, sodass sich die feste Beziehung linkshemisphärische Läsion und Aphasie auch aus diesem Grund nicht vollständig aufrechterhalten lässt.

Stellvertretend für viele schreibt Wallesch (1993:14) über die Störungen bei Aphasie: „Das Defizit betrifft linguistische Prozesse; andere höhere Hirnleistungen sind, soweit sie nicht von der Sprachverarbeitung abhängig sind, weitgehend ausgespart."

Die Frage bleibt aber offen, ob es sich bei Aphasien tatsächlich primär oder ausschließlich um „Beeinträchtigungen in den verschiedenen Komponenten des Sprachsystems" (Huber et al. 1989:89), also um ein Problem der Sprachverarbeitung, handelt oder (auch) um eine „Störung der kognitiven Prozesse, die der Sprache unterliegen", wie Gedächtnis und Denken (Chapey 1994c). Caplan (1992:16) hält beides für möglich und trennt daher **primäre Aphasien** und **sekundäre Aphasien**; bei ersteren sind die Sprachprozesse direkt betroffen, bei letzteren führen Wahrnehmungs-, Gedächtnis- und/oder Aufmerksamkeitsstörungen zu sprachlichen Minderleistungen.

Im neoklassischen Ansatz der medizinischen Aphasiologie wird Aphasie „als eine instrumentelle sprachliche Störung aufgefasst" (Huber et al. 1983:7). Diese Konzeptualisierung als **Sprachinstrumentstörung** lässt den Aspekt der **Kommunikationsstörung** in den Hintergrund treten. Vor allem unter therapeutischem oder funktionalem Gesichtspunkt wird die Aphasie aber oft primär als kommunikative Störung unter Vernachlässigung rein sprachlicher Aspekte konzeptualisiert (Carlomagno 1994). Auch unter Sichtweise der **ICF** (internationalen Klassifikation der Funktionsfähigkeit; Rentsch & Bucher 2005) wird der sprachinstrumentelle Ansatz weiter an Bedeutung verlieren und durch umfassendere Ansätze ersetzt, die sich an der Kommunikation und der betroffenen Person orientieren.

Eine weitere Frage ist, ob es sich bei der Aphasie tatsächlich nur um eine reine *Sprach*störung handelt. Seit dem 19. Jahrhundert wird immer wieder die Ansicht vertreten, dass den aphasischen Sprachstörungen ein allgemeineres Problem der **Symbolverarbeitung** unterliegt.

Brookshire (1983:19) beispielsweise nimmt als diskussionswürdige Grundlage folgende Definition: „Aphasie ist die Störung in der Fähigkeit, symbolisches Material zu verarbeiten." Von dieser Ansicht (Aphasie = Asymbolie) ist es nicht weit zu folgender Definition von Schindler (1996:258): „Aphasie ist der Teil- oder Vollverlust einer oder mehrerer linguistischer oder nonlinguistischer [sic!], bereits ausgebildeter kommunikativer Fähigkeiten infolge einer organischen Läsion der Gehirnstrukturen für die Kodierung oder/und Dekodierung von jeglichen Botschaften beliebigen Schwierigkeitsgrades, expressiv oder impressiv, auf jedem Kommunikationskanal". International besteht weitgehend Einigkeit darüber, dass die Asymbolie-Definition der Aphasie nicht die übliche ist. Dennoch ist es insbesondere im Umfeld schwerer Aphasien bei komplex beeinträchtigten Patienten durchaus sinnvoll, den Sprach- und Symbolbereich zusammen zu betrachten.

Aphasien sind keineswegs auf Erwachsene mit abgeschlossenem Spracherwerb beschränkt; auch Kinder können, z. B. durch Unfälle, eine plötzlich auftretende, also erworbene Aphasie haben (cf. Aram 1989). Man spricht dann von **kindlicher Aphasie** oder **Aphasie bei Kindern**. Diese „unterscheiden sich im Erscheinungsbild, im Verlauf und in den pathogenetischen Bedingungen erheblich von denen bei Erwachsenen" (Poeck 1994: 133).

Eine gewisse Uneinigkeit darüber, wann normaler Spracherwerb abgeschlossen ist, wirkt sich auf die Definition der (kindlichen) Aphasien aus. Wenn man das Ende des primären Spracherwerbs mit dem Schuleintrittsalter ansetzt, kann man – technisch gesehen – ab dem 6. Lebensjahr an einer Aphasien leiden und davor eben an einer kindlichen Aphasie. Nimmt man die Pubertät als das entscheidende Datum, gebraucht man den Terminus der kindlichen Aphasie bis zum Alter der Pubertät. Im vorliegenden Buch wird ausschließlich die Aphasie bei Erwachsenen das Thema sein.

> **!** Aphasie ist eine Sprachstörung und keine Sprechstörung.

Neurogene Sprechstörungen nennt man **Dysarthrie** (cf. Schubert 2004) oder Sprechapraxie. Die Trennung zur Aphasie ist differenzialdiagnostisch über die Schriftsprache und das Verstehen abzuklären. Dysarthrische Personen können lesen, schreiben und verstehen. Sie haben auch keine primären phonologischen, morphologische syntaktischen oder semantischen Probleme. Auf der lautlichen Seite sollten dysarthrische Personen immer ähnliche Fehler machen, wohingegen aphasische Personen wechselhafte Fehlermuster aufweisen. Dysarthrie beinhaltet per definitionem auch Stimm- und Atemprobleme.

Bei reiner **Sprechapraxie** ist Verstehen typischerweise erhalten. Die Fehler auf der lautlichen Ebene sind im Allgemeinen inkonstant und das bewusste Sprechen ist durch häufiges Suchverhalten charakterisiert. Dysarthrie und Sprechapraxie treten oft mit Aphasie zusammen auf, was die Trennung aphasischer und nichtaphasischer Aspekte generell erschwert. Dahinter steht folgende **definitorische Annahme**:

> **!** Bei aphasischen Personen sind normalerweise alle 4 sprachlichen Modalitäten – Sprachproduktion, Verstehen, Schreiben, Lesen – und alle linguistischen Ebenen – Phonologie, Morphologie, Syntax, Semantik – betroffen.

Nicht entschieden ist jedoch die Frage, ob bei Aphasie die 4 Modalitäten zusammen (supramodal) bzw. mehrheitlich (multimodal) betroffen sein müssen oder ob Modalitäten eventuell auch allein (unimodal) betroffen sein können. Sogar innerhalb *eines* Ansatzes, nämlich der neoklassischen Lehrmeinung, wie er z. B. dem Aachener Aphasie Test unterliegt, gibt es unterschiedliche Äußerungen. Poeck (1981:108) schreibt eindeutig: „Die linguistischen Symptome der Aphasien sind supramodal", also vergleichbar und ähnlich in allen Modalitäten. Bei Huber et al. (1983:7) wird die Supramodalität zur Ausformung bzw. Möglichkeit der Multimodalität reduziert: „Aphasien sind also stets multi- bzw. supramodal." Noch weiter gehende Relativierung findet man bei Huber et al. (1989:89): „Aphasische Störungen können also stets multi- und/oder supramodal auftreten."

Die Frage ist konsequenterweise, ob **unimodale Erscheinungen** wie **Agraphie** (neurogene Störungen des Schreibens) oder **Alexie** (neurogene Störungen des Lesens) Aphasien sind oder nicht. Die Bostoner Schule um Geschwind und Goodglass nimmt beispielsweise an, dass „verschiedene Komponenten von Sprache bei Aphasie selektiv gestört sein können" (Goodglass & Kaplan 1983: 2); damit ist das Konzept der unimodalen Aphasie bzw. modalitätsspezifischen Aphasie beschrieben.

Beim Konzept des **Individualsyndroms** (Steiner 2001, Tesak 2003) wird angenommen, dass jede aphasische Person ein individuelles sprachliches Leistungsprofil hat, das sich typischerweise in den 4 Modalitäten abbildet. Der Schweregrad der sprachlichen Beeinträchtigung kann in den Modalitäten und einzelnen sprachlichen Ebenen besonders ausgeprägt sein.

Eine letzte Annahme besagt, dass das symptomatologische **Erscheinungsbild** der chronischen Aphasien relativ **stabil** ist. Treten Veränderungen auf, dann eher langsam und in Richtung Verbesserung der sprachlichen Leistung. Diese Annahme wird zum einen beim Einschluss degenerativer Hirnerkrankungen als Ursache problematisch, wo eine Verschlechterung der Symptomatik in der Ursache mit eingeschlossen ist. In diesem Kontext wird daher auch der Begriff **progressive Aphasie** verwendet, um eine klare Abgrenzung zu ermöglichen.

> **!** Man unterscheidet zwischen akuten, postakuten und chronischen Aphasien.

- **Akute** Aphasien betreffen den Zeitraum der ersten 3 – 6 Wochen nach dem verursachenden Ereignis, in denen sich aphasische Zustände sehr schnell verändern können.
- Der **postakute** Zustand steht zwischen akuter und chronischer Phase. Die zeitlichen Zuordnungen variieren, wobei üblicherweise der Zeitraum 4 Wochen bis 6 Monate nach Ereignis als postakut bezeichnet wird.
- Erst danach tritt der **chronische** Zustand ein. Im Aachener Aphasie Test beginnt die chronische Phase z. B. bereits mit 6 Wochen.

In den üblichen Definitionen der Aphasie sind postakute und/oder chronische Aphasien gemeint. Mit diesen beschäftigt sich auch der Großteil des vorliegenden Buchs.

Klassifikationen

Wie bereits erkennbar und gezeigt, ergibt sich die Notwendigkeit, die Definition der Aphasie zu präzisieren bzw. die Aphasien noch weiter zu klassifizieren. Gängige **Kriterien der Klassifikation** sind u. a.:

- Ätiologie
- Läsionsort
- Merkmale der Spontansprache
- Schwerpunkte der Störung
- zusätzliche Symptome
- Symptomcluster.

Alle diese Klassifikationen sind mehr oder weniger im Gebrauch.

Ätiologie

Nimmt man die Ätiologie als entscheidendes Kriterium für die Aphasie, kommt man zu Begriffen wie zerebrovaskulärer, demenzieller oder traumatischer Aphasie. Diese Art der Einteilung ist sinnvoll, weil sich aus der Ätiologie Implikationen ergeben und die Personen mit aphasischen Symptomen tatsächlich unterschiedliche Ursachen aufweisen. Sie ist auch angebracht, wenn man annimmt, dass Aphasien sich in Individualsyndromen manifestieren.

Ort der Läsion

Verbreitet (insbesondere im angelsächsischen Raum) ist die Unterscheidung in anteriore und posteriore Aphasien:

- Bei anterioren Aphasien liegt die (linkshemisphärische) Läsion vor der Rolandischen Furche
- bei posterioren Aphasien dahinter.

Benson & Ardila (1996) unterscheiden perisylvische und extrasylvische Aphasien, wobei erstere eine Läsion an und in der Nähe der Fissura Sylvii (Kapitel 3, Abb. **4** u. **5**) aufweisen, letztere nicht.

Den läsionsbasierten Klassifikationen liegt die Annahme zugrunde, dass der Ort der Läsion etwas über die auftretenden aphasischen Symptome aussagt. Die Terminologie des Aachener Aphasie Tests beruht ebenfalls auf einer läsionsbasierten Klassifikation (z. B. transkortikale Aphasie).

Redefluss

Eine auf Wernicke (1874) zurückgehende Unterscheidung teilt Aphasien in flüssige und nichtflüssige Aphasien (Benson & Ardila 1996:89 – 92) ein:

- Die nichtflüssigen Aphasiker sprechen verlangsamt, stockend und mit vielen Pausen.
- Die flüssigen Aphasiker sprechen mit normaler (oder überhöhter) Sprechgeschwindigkeit.

Störungsschwerpunkt

Ebenfalls auf Wernicke geht die Unterscheidung expressive versus rezeptive Aphasie zurück, womit jeweils der vorherrschende Störungsschwerpunkt charakterisiert werden soll (Sprachproduktion bzw. Sprachverstehen).

Zusätzliche Defizite

Unterschiedliche Erscheinungsformen der Aphasien werden von manchen dadurch erklärt, dass zu *einer* aphasischen Grundstörung zusätzliche kognitive, motorische oder andere Defizite auftreten. So unterscheidet Schuell (1972) u. a. Aphasie mit visueller Beteiligung und Aphasie mit sensomotorischer Beteiligung.

Symptomcluster

Weit verbreitet ist die Annahme, dass bestimmte Symptomkombinationen häufig zusammen auftreten und die sog. **aphasischen Syndrome** bilden. Die Bezeichnung der Syndrome ist willkürlich (z. B. Broca-Aphasie, Wernicke-Aphasie) und nur unter historischem Blickwinkel zu verstehen (Tesak 2005a).

Dem Ansatz des **Individualsyndroms** liegen die Annahmen zugrunde, dass zwar jede aphasische Person Symptome in unterschiedlichen Modalitäten und auf unterschiedlichen Ebenen aufweist, diese aber individuelle Symptommuster ergeben (Tesak 2003).

Die genannten Vorgehensweisen werden häufig kombiniert, sodass komplexe Klassifikationssysteme entstehen. Die Einteilung nach sog. Syndromen hat sich als recht dauerhaft erwiesen, obwohl neue Erkenntnisse und Betrachtungsweisen den Wert des (veralteten) Syndromzugangs stark einschränken.

Kommentar & Literaturhinweise

Die Definition und Klassifikation der Aphasie ist immer theorieabhängig und niemals „naturgegeben", wie es z. B. der neoklassische Ansatz behauptet.

Wer sich für die Genese der unterschiedlichen Aphasiedefinitionen und die Herkunft des neoklassischen Ansatzes interessiert, sei auf Tesak (2005a) verwiesen; eine knappe Darstellung der geschichtlichen Entwicklung findet sich in Kessler et al. (2003:37 – 42); Kessler et al. (2003:11) listen diverse Definitionen der Aphasie in Originalzitaten auf.

Zurzeit scheint sich der Aphasiebegriff in Richtung einer allgemeinen neurogenen Sprachstörung zu erweitern, sodass aphasische Symptomatik bei demenziellen Erkrankungen mit eingeschlossen werden.

Mir scheint dies die richtige Entwicklung, insbesondere weil man die Pathogenese aphasischer Störungen noch keineswegs verstanden hat. In diesen Kontext fügt sich das Konzept des Individualsyndroms gut ein, weil es keinerlei ätiologische Annahmen impliziert.

2 Symptome und Syndrome

The (aphasic) symptoms may or may not be present in all cases. Symptoms that are present may bei striking or subtle.

Hegde 1994:88

2 Symptome und Syndrome

Aphasisches Sprachverhalten ist durch eine Vielzahl von Symptomen charakterisiert. Diese treten auf allen linguistischen Ebenen, in allen Modalitäten und/oder bei bestimmten sprachlichen Aufgabenstellungen (z. B. Nachsprechen) auf.

Typischerweise treten aphasische Symptome nicht isoliert auf, sondern in komplexen **Symptomkombinationen**. Beim klassischen Ansatz der Aphasiologie (aus dem 19. Jahrhundert) wurde postuliert, dass bestimmte Symptomenbündel als sog. aphasische Syndrome immer wieder in ähnlicher Weise auftreten (z. B. Broca-Aphasie). Sachadäquater allerdings ist das **Konzept des Individualsyndroms** (Steiner 2001, Tesak 2003):

> **!** Aphasische Symptome treten nie (oder selten) isoliert auf, sondern in individuell ausgeformten Zusammenstellungen.

Symptome der Aphasie

Besondere Aufmerksamkeit kommt bei den aphasischen Symptomen der sog. **Spontansprache** zu. Spontanspache in diesem Zusammenhang bezieht sich primär auf die freie Rede im dialogischen Gespräch oder Interview, wenn ein bestimmter, selbst gewählter Inhalt versprachlicht werden muss. Zur Spontansprache werden aber auch sprachliche Leistungen wie Nacherzählen vorgegebener Texte oder Beschreiben von Bildgeschichten gezählt.

Im Folgenden werden spontansprachliche aphasische Störungen der Phonologie, der Wortebene (Semantik und Morphologie), der Satzebene (Syntax), der Textebene, des Redeflusses und sog. repetitive Phänomene vorgestellt.

Neben der freien Rede sind bei Aphasie auch **Verstehen** gesprochener Sprache und die **schriftsprachlichen Fähigkeiten** (Schreiben, Lesen, Buchstabieren) betroffen. Allgemeine kommunikative und pragmatische Fähigkeiten sind bei Aphasikern meist gut erhalten, obwohl die linguistisch-sprachlichen Einschränkungen Probleme in der Kommunikation für die Betroffenen nach sich ziehen.

Zusätzlich zu den rein aphasischen – also sprachlichen – Symptomen sind bei Aphasikern oft noch **weitere Symptome** präsent (z. B. Artikulations-, Seh- und Aufmerksamkeitsstörungen), welche die sprachliche Leistungen negativ beeinflussen können, ohne dass es sich dabei um aphasiebedingte Minderleistungen handelt.

Spontansprache (freie Rede)

Die Spontansprache bei Aphasie wird im Folgenden mit Bezug auf die linguistischen Ebenen, den Sprechablauf und die repetitiven Phänomene dargestellt.

Phonologie

> **!** Die Phonologie umfasst das Laut- bzw. Phonemsystem einer Sprache, die Silbenstrukturregeln und die korrekte Laut- bzw. Phonemanordnung.

Die suprasegmentale Phonologie betrifft Prosodie, Intonation und Betonung. Diese wird später näher vorgestellt.

Die Einheit der **segmentalen Phonologie** ist das Phonem.

! Das **Phonem** ist als die kleinste bedeutungsunterscheidende Einheit einer Sprache definiert.

Phonologische Größen werden üblicherweise zwischen Schrägstrichen notiert, z. B. /k/. Phoneme sind abstrakte linguistische Größen und treten nur in phonetischen Realisierungen auf. Diese werden in eckigen Klammern notiert, z. B. [k]. Dazu 2 Beispiele:

- Nimmt man das Phonem /d/ im Wort /kind/, so wird es aufgrund des Lautgesetzes der Auslautverhärtung im Deutschen in der Aussprache als [t] realisiert, also [kɪnt], wohingegen bei der Pluralbildung /kind+es/ das /d/ als [d], nämlich kɪndər] realisiert wird.
- Ein anderes Beispiel ist die Realisierung des Phonems /t/ in den Wörtern STEUER und TEUER. Im 1. Fall hat man [t], im 2. Fall dagegen [t^h].

In schweren aphasischen Fällen kann die Lautproduktion auf wenige Phoneme (bzw. Laute) und einzelne Silben eingeschränkt sein. In vielen Fällen jedoch ist das Phoneminventar als solches nur partiell oder gar nicht eingeschränkt.

! Wird ein Zielwort nicht adäquat realisiert, liegen sog. **Paraphasien** vor. Im Falle von Abweichungen auf der Laut- oder Silbenebene spricht man von **phonologischen oder phonematischen Paraphasien**.

(Veraltet ist der Begriff literale Paraphasie.) Dabei handelt es sich *nicht* um Abweichungen der Aussprache (also der Artikulation bzw. Phonetik), sondern um Abweichungen der Auswahl und Sequenzierung der zu realisierenden Phoneme.

Phonologische Paraphasien entstehen typischerweise durch 4 **phonologische Prozesse**, die einzeln oder kombiniert auftreten können:

- Hinzufügungen (Additionen)
- Ersetzungen (Substitutionen)
- Auslassungen (Elisionen)
- Umstellungen (Metathesen).

Tabelle **1** zeigt (ungeordnet) phonologische Paraphasien, wobei die meisten Beispiele kombinierte Ursachen (im Sinne der 4 genannten beschreibenden Prozesse) haben.

Neben dieser rein deskriptiven Darstellung lassen sich natürlich die Erscheinungen genauer analysieren (Dressler 1989). Beispielsweise kann der Kontext eine Rolle spielen:

- **Antizipationen** liegen vor, wenn nachfolgende Laute vorgezogen werden (Beispiel 15).
- Bei **Perseverationen** wiederholen sich vorangegangene Laute (Beispiel 11).
- Bei **Assimilationen** beeinflussen sich benachbarte Laute (Beispiel 14), wobei bei Assimilation auch phonetische Aspekte eine Rolle spielen können.
- Manchmal entstehen durch Vokalhinzufügungen in Konsonantenclustern auch neue Silben (Beispiel 29).

Oft kann man eine gewisse Nähe zwischen Ersatz- und Ziellaut feststellen; beispielsweise werden nur der Artikulationsort (z. B. alveolar statt palatal, /k/ > [t] oder die Artikulationsart (z. B. frikativ statt plosiv, /k/ > [x] falsch realisiert, z. B. Beispiel 17).

Unter der Annahme, dass einzelne Phoneme aus Bündeln phonologischer Merkmale bestehen, sind viele Fehlleistungen nur an der Oberfläche vollständige Lautersetzungen – häufig sind es Ersetzungen einzelner phonologischer Merkmale (Klein & Leuninger 1988).

Wenn statt eines bestimmten Wortes eine Lautkette produziert wird, die als solche kein Wort der betreffenden Sprache ist, spricht man von einem **phonologischen Neologismus**.

So gesehen sind fast alle phonologischen Paraphasien aus Tabelle **1** zugleich Neologismen. Es ist aber nicht unüblich, den Begriff des (phonematischen) Neologismus für Fälle zu reservieren, in denen das Zielwort überhaupt nicht (wieder)erkennbar ist, und nur Fälle wie [tok] für [ʃtok] als phonematische Paraphasie zu bezeichnen. Formen, die keinen erkennbaren Bezug zu einer Zielform haben, werden auch als **abstruse Neologismen** bezeichnet (Beispiel 48).

Eine **Silbe** [σ] besteht aus 2 bzw. 3 Teilen (Abb. **1**), nämlich aus **Onset** (O) und **Reim** (R). Der Reim besteht seinerseits aus **Nukleus** (N) und **Coda** (C), wobei der Nukleus aus einem Vokal (oder silbischem Konsonanten) bestehen muss, der links (im Onset) oder rechts (in der Coda) mit Konsonanten erweiterbar ist (Wiese 1996:27 – 56). Wörter mit mehreren Silben haben eine entsprechend komplexere Struktur (Abb. **2**), wobei F sich auf die metrische Größe Fuß bezieht.

Die **Silbenanzahl** und die **Silbenstruktur** der Zielwörter bleiben bei phonologischen Paraphasien und Neologismen trotz der abweichenden segmentalen Lautgestalt oft **erhalten** (Tabelle **2**).

Tabelle **1** Phonologische Paraphasien

1	Lotterie	>	[klotə'ri:]	26	Spital	>	[ʃti'pa:l]
2	Apfel	>	['papfəl]	27	Pretzel	>	['pretəsl]
3	Zebra	>	['tse:bəra]	28	Gurke	>	[grukə]
4	Papa	>	['papra]	29	Milch	>	['mɪləx]
5	Dach	>	[dat]	30	Primarius	>	[brini'ma:rius]
6	Vogel	>	[fo:dəl]	31	Spitalschwester	>	['ʃtɪplʃvɛsta]
7	Besen	>	[ve:zən]	32	Veteran	>	[fetənan]
8	Kugel	>	['ku:bəl]	33	Wasserpumpe	>	['fasəpupən]
9	Zigarre	>	[gi'garə]	34	Rotkäppchen	>	[krot'kepən]
10	Maus	>	[maof]	35	Schlüssel	>	['sisəl]
11	Flasche	>	['flafə]	36	Zuckerhut	>	['tsutətu:t]
12	fängt	>	['fent]	37	Gartentür	>	[ka:tənha:tənti:r]
13	Kinder	>	['xindər]	38	Koffer	>	['fopər]
14	nimmt	>	['nɪnt]	39	Elefant	>	['etənfat]
15	Soldat	>	[lol'dat]	40	Herz	>	[çertə]
16	Hauptmann	>	['kaoptman]	41	Löwe	>	[he:pa]
17	tief	>	['pi:f]	42	Eule	>	[haiti]
18	Säge	>	[ʃe:gə]	43	Spiegel	>	[piʃəl]
19	braun	>	['baon]	44	Marktplatz	>	[barkplats]
20	Gürtel	>	[gʏ:təl]	45	Zange	>	[kantsə]
21	Lampe	>	['lamə]	46	Kanone	>	[konat]
22	Oktober	>	['to:bər]	47	Wasserspritze	>	['fasər,pitən]
23	Mausfalle	>	[maofalə]	48	Zwirnspule	>	['pinpo:tən]
24	Kalender	>	[ka'le:da]	49	Tabak	>	[bak]
25	Spülmaschine	>	['ʃpy:lʃam,i:nə]	50	Affe	>	[fa:sə]

Quellen: Dressler [1989]:12 – 16, 22, 29 – 31, Mattes [1993]: 7, 9, Fröschels [1919]: 5 – 6, 10, 23 – 24, 28, 32, 35 – 36, 38 – 40, 43 – 50, Stöhr [1919]: 33 – 34, 37, 41 – 42

Phonotaktische Regeln, welche die Möglichkeiten des Aufeinanderfolgens von Lauten innerhalb einer Silbe bestimmen bzw. einschränken, behalten auch für Aphasiker durchgängig ihre Gültigkeit! Phonotaktisch ausgeschlossene Phonemkombinationen wie /pç/ im An- oder Auslaut werden auch von Aphasikern nur selten produziert (vgl. aber Peuser & Temp 1981:259).

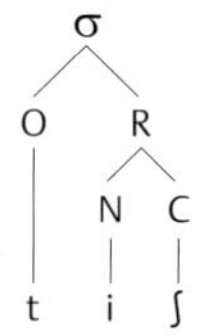

Abb. **1** Grundmodell zur Silbenstruktur.

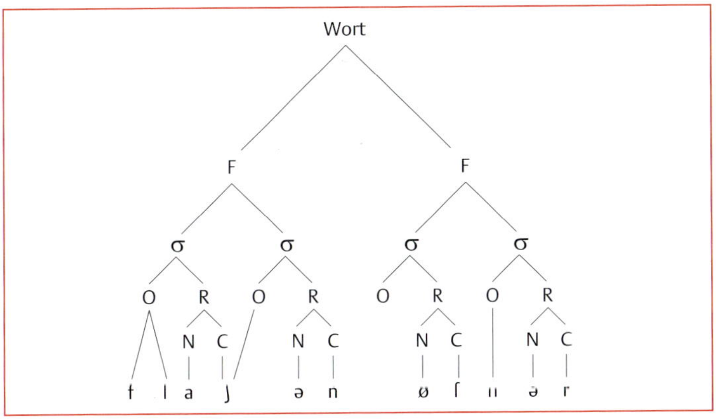

Abb. **2** Silbenstruktur eines komplexen Wortes.

Tabelle **2** Erhaltene Silbenformation bei Aphasie

Scheibenwischer	>	['taefən,kotər]
Buchumschlag	>	['ʃaʃan,teç]
Bierdeckel	>	['ʃu:,dədəl]
Dosenöffner	>	['tasən,tənər]
Kalbfleisch	>	['fənfəʃ]
Regenschirm	>	['ʃanən,ʃan]
Suppengrün	>	['pəʃən,ʃən]

Bekanntermaßen schwer ist die Abgrenzung phonologischer Schwierigkeiten gegenüber dysarthrischen (artikulatorische, phonetischen) und sprechapraktischen Problemen (Ziegler 1989):

! Dysarthrische Probleme betreffen die motorische Ausführung der Artikulation. Sprechapraktische Probleme betreffen die willentliche Ansteuerung und Programmierung der Artikulationsorgane.

Wortebene

Wörter kann man unter verschiedenen Gesichtspunkten betrachten:

- Man kann sie im Hinblick auf ihre Bedeutung (Semantik) untersuchen.
- Man kann sie in Wortklassen einteilen.
- Man kann man sie auf ihre innere Struktur und ihren Aufbau hin (Phonologie) einteilen.

Ausdruck und Inhalt

Wörter haben eine **Ausdrucksseite** (Form) und eine **Inhaltsseite** (Bedeutung). Anders formuliert, entsprechen bestimmten Phonemketten bestimmte Bedeutungen. Die Lehre von der sprachlichen Bedeutung ist die **Semantik**.

Aphasische Personen können sowohl mit der Ausdrucks- wie mit der Inhaltsseite Probleme haben. Ist die Ausdrucksseite betroffen, spricht man von **phonologischen Störungen**, ist die Inhaltsseite betroffen, sind es **semantische Störungen**.

Fast alle aphasischen Personen haben **Wortfindungsstörungen**, d. h. bestimmte Wörter, die für die normale Ausführung einer Äußerung notwendig wären, können nicht, nur sehr verzögert oder nur partiell abgerufen werden. Besonders deutlich wird dies bei der Aufgabe des Benennens, weshalb diese Aufgabe auch einen hohen diagnostischen Stellenwert hat.

Neben **Nullreaktionen** kann es dann zu phonologischen Paraphasien oder phonologischen Neologismen kommen, andererseits aber auch zu **verbalen Paraphasien**, bei denen statt des Zielwortes ein anderes, nicht intendiertes Wort produziert wird. Tabelle **3** zeigt einige Beispiele.

Man spricht von **semantischen Paraphasien**, wenn eine semantische Nähe zum Zielwort zu erkennen ist. Der Ersatz von Zielformen durch allgemeine Wörter wie /dingsda/ und /saxə/ gehört im weitesten Sinne auch zu den semantischen Paraphasien.

Wenn die ersetzenden Wörter keinen semantischen Bezug, sehr wohl aber einen äußerlichen, phonologischen Bezug zum Zielwort haben, spricht man von **formalen Paraphasien** (Blanken

Tabelle **3** Verbale Paraphasien

Semantische Paraphasien			
1	Gabel	>	Löffel, Messer
2	Tochter	>	Mutter
3	Haus	>	Dach
4	Esel	>	Schaf, Kuh, Pferd, Kamel
5	Äpfel	>	Kirschen
6	Jäger	>	Schießgewehr
7	Hemd	>	Herrenmantel
8	Anker	>	Schiff
9	Windmühle	>	Mühlrad
10	Dosenöffner	>	Heftmaschine
11	Schraubenzieher	>	Schraubenzug
12	Kreuz	>	Kirche, beten, Kapelle
13	Rabe	>	Uhu, Falke, Kuckuck
14	Zange	>	Messer, Säge, Eisen, Beil
15	Messer	>	schneiden
16	Auto	>	fahren, reparieren
Formale Paraphasien			
17	Karre	>	Tasse
18	Glas	>	Rad
19	Wurst	>	Buch
20	Schuh	>	Stuhl
21	Spaten	>	Straße
22	Rose	>	Hose
23	Zirkus	>	Ritus
24	Kröte	>	Chronik
Syntagmatische Paraphasien			
25	Kühlschrank	>	Telefon, wo man zumachen kann
26	Kühlschrank	>	lauter nette Sachen drin
27	Aquarium	>	Käfig für Fische

Quellen: Huber et al. [1975]: 7, 25 – 26, Blanken [1990]: 17 – 24, Fröschels [1919]: 1, 4 – 6, 8 – 9, 12 – 14, Mattes [1993]: 10 – 11

1990), die man in der Versprecherforschung Malapropismen nennt (Stemberger 1993).

Einen Grenzfall bilden sicherlich phonologische Paraphasien, die sich in nur einem Phonem vom Zielwort unterscheiden und zugleich eine verbale Paraphasie sind (z. B. [matə] für /mapə/), es also letztlich unklar bleibt, ob es sich um eine Wort- oder Phonemersetzung handelt.

Bei sog. **syntagmatischen Paraphasien** wird das Zielwort durch eine Wortfolge (Satzfragmente, Sätze, Äußerungen) ersetzt; die syntagmatischen Paraphasien sind verbale Paraphasien im weiteren Sinne.

Semantische Paraphasien können noch weiter klassifiziert werden, indem man die Beziehung des Ersatzwortes zum Zielwort klassifiziert (Gegenteile, Oberbegriffe, Unterbegriffe, assoziative Begriffe, funktionale Beziehung etc.). Manchmal sind bestimmte semantische Bereiche selektiv erhalten oder beeinträchtigt (z. B. Körperteile, Haustiere). Bedeutungen kann man grob in konkrete und abstrakte Bedeutungen unterteilen, was sich bei aphasischen Personen oft als relevante Größe erweist, insofern als konkrete Wörter oft besser verfügbar sind als abstrakte (Rapp & Caramazza 1991:194). Allerdings ist es oft schwer, den Konkretheitseffekt von Häufigkeitseffekten zu trennen, weil konkrete Wörter typischerweise häufiger sind als abstrakte (Duffy 1994:158).

Wortarten

Man unterscheidet im Deutschen verschiedene Wortarten: Nomen (N), Verb (V), Adjektiv (A), Adverb, Präposition, Pronomen, Artikel, Interjektion.

- Wortarten, die (fast) beliebig erweiterbar sind, zählt man zur sog. **offenen Klasse**. Die offene Klasse wird oft mit den Inhaltswörtern (N, V, A) gleichgesetzt, und jeder kennt das Phänomen, dass beispielsweise neue Nomina in den eigenen Sprachgebrauch übernommen werden.
- Die **geschlossene Klasse** beinhaltet Wortarten, die sich nur diachron in ihrer Veränderung fassen lassen. Sie bleibt über lange Zeiträume hinweg konstant, man denke nur an die langsame Veränderung des Artikelsystems im Deutschen. Elemente der geschlossenen Klasse sind zum einen grammatische Wortklassen (Präpositionen, Artikel, Pronomen), zum anderen aber auch grammatische Größen wie Endungen.

Aphasische Personen haben oft einen **reduzierten Wortschatz** in allen oder einzelnen Wortklassen bzw. in bestimmten, semantisch definierten Teilen darin. Es kann dazu kommen, dass offene und geschlossene Wortklasse relativ selektiv eingeschränkt bzw. verfügbar sein können. Das hat viel mit der syntaktischen Funktion der geschlossenen Klasse zu tun: Wörter der geschlossenen Klasse bilden oft den syntaktischen Rahmen, in den dann Wörter der offenen Klasse eingesetzt werden können (Kapitel 4).

Auch in einem anderen Bereich ist der Unterschied zwischen offener und geschlossener Klasse relevant: phonematische und abstruse Neologismen betreffen viel häufiger die offene als die geschlossene Klasse (Christman & Buckingham 1989).

Morphologie

Morphologie betrifft die Wortbildung. Die der Morphologie zugrunde liegende Einheit ist das Morphem:

> **!** Das **Morphem** ist die kleinste bedeutungstragende Einheit der Sprache.

Morpheme können allein stehen (*Haus, schön, der*) oder nur als Teil eines Wortes (*berg+**ig**, steh+**t***) realisiert werden. Man spricht deshalb von **freien** bzw. **gebundenen Morphemen**. Morpheme können lexikalische Bedeutung tragen; typischerweise sind das Wortstämme und freie Morpheme der offenen Wortklassen N, V, A (die sog. Kernmorpheme). Freie Morpheme können aber auch grammatikalische Bedeutung haben (typischerweise die geschlossenen Wortklassen wie Artikel). In Ausnahmefällen wie bei den Präpositionen kann man lexikalische *und* grammatische Bedeutungen finden.

> **!** Die 3 klassischen Bereiche der Morphologie sind Flexion, Derivation und Komposition:

- **Flexion** betrifft die verschiedenen flektierten Formen eines Worts (*bring+**en**, bring+**t**, bring+**st***). Flexionsmorpheme zählt man auch zu den Elementen der geschlossenen Klasse.
- **Derivation** betrifft die Ableitung von Wörtern (*Berg > berg+**ig**, umleiten > Umleit+**ung***).
- **Komposition** betrifft die Zusammensetzung von Kernmorphemen (*Haus+tür, Eisen+bahn, Sonder+steuer*). Das am weitesten rechts stehende Morphem nennt man **Kopf** (head) eines Wortes, der auch für Wortklasse und grammatische Eigenschaften verantwortlich ist (*berg+**ig**, mut+**ig** sind Adjektiva, Über+mensch, Ober+kellner sind Nomina).*

Bei morphologisch komplexen Wörtern kommt es bei Aphasie häufig zu **Vereinfachungen**. Aphasiker produzieren dann nur den Kopf bei Komposita, manchmal auch die anderen Teile. **Morphologische Paraphasien** (Badecker & Caramazza 1993) liegen vor, wenn flektierte oder derivierte Formen eines Worts anstelle des Zielworts produziert werden (Tabelle **4**).

Neologismen

Einen speziellen Fall auf der Wortebene bilden die sog. Neologismen (Tabelle **5**):

- **Phonologische Neologismen** liegen vor, wenn die Lautkette kein Wort der Zielsprache ist.
- Wenn die Lautkette kein Wort der Zielsprache ist und keine klare Beziehung zum Zielwort besteht, liegt ein **abstruser Neologismus** vor.

Wie bereits erwähnt, wird der Begriff des phonologischen Neologismus oft synonym für abstrusen Neologismus verwendet, und phonologische Neologismen, bei denen das Zielwort erkennbar ist, werden als phonologische Paraphasie bezeichnet.

Tabelle **4** Vereinfachungen und morphologische Paraphasien

1	Taschenlampe	>	Lampe
2	Autobahn	>	Bahn
3	Pferderennen	>	Rennen
4	Tischtuch	>	Tisch
5	Strumpfband	>	Strumpf
6	läuft	>	laufen
7	Berge	>	Berg
8	grün	>	grünes
9	gesprungen	>	springen
10	Kaffeemaschine	>	Maschine
11	Rasiermesser	>	Messer, rasieren

Tabelle **5** Neologismen

Phonematische Neologismen			
1	Wassenbelone	<	Wassermelone
2	melunde	<	Melone
3	Hemmul	<	Himmel
Abstruse Neologismen			
4	konanose		
5	weikentis		
6	wuschenklakis		
Morphematische/semantische Neologismen			
7	aphasieren		
8	Kaltschrank		
9	Klarhaken		
10	Taschenstein		
11	Durchgehauto		
12	Buchstellergasse		
Neologismen aus Kontaminationen			
13	Gespreit	<	Gespräch/Streit
14	Lülerin	<	Lehrerin/Schülerin
15	Gewese	<	Gefäß/Vase

Quellen: Schlenck [1991]: 13–15, Huber et al. [1975]: 8, Stark & Stark [1991b]: 1, 2, 4, 9, Peuser & Temp [1981]: 5

- **Morphematische Neologismen** bezeichnen technisch mögliche Kombinationen von Morphemen, die aber aus inhaltlichen Gründen nicht möglich sind.
- **Semantische Neologismen** bezeichnen Wortzusammensetzungen aus existierenden Morphemen, die in dieser Weise nicht üblich, aber manchmal semantisch interpretierbar sind.

Die Unterscheidung zwischen morphematischen und semantischen Neologismen ist in vielen Fällen nicht zu treffen. Schlussendlich gibt es noch Neologismen, die auf **Kontaminationen** (Zusammenbildungen) zurückgehen und in keine der 3 Kategorien passen.

Satzebene

! Die **Syntax** beschäftigt sich mit der Struktur von Sätzen.

Sätze können auf unterschiedliche Weise bestimmt werden: als intonatorische Einheit, als inhaltliche Einheit (Subjekt plus Prädikat im Minimum, auch Proposition genannt) oder über grammatische Strukturen.

Aphasische Symptome auf der Satzebene sind:

- Satzabbrüche
- Agrammatismus
- Paragrammatismus und
- – mit Einschränkungen – Jargon.

Die beiden bekanntesten aphasischen Symptome auf der syntaktischen Ebene sind der sog. Agrammatismus und der sog. Paragrammatismus.

Agrammatismus

! Agrammatismus ist ein Oberbegriff für das oftmals kombinierte Auftreten der folgenden Symptome (Tesak 1990):

- Auslassung bzw. Unterrepräsentation von Elementen der geschlossenen Klasse (freie und gebundene grammatische Morpheme)
- Überrepräsentation der offenen Klasse (vor allem N und V)
- Ersetzung flektierter Verbformen durch Infinitive
- verkürzte Satzlänge und
- vereinfachte Syntax.

Agrammatische Äußerungen sind kurz, haben wenig, einfache oder vereinfachte syntaktische Struktur und in manchen Fällen bestehen sie aus einer reinen Aneinanderreihung von Inhaltswörtern (Beispiele in Tabelle **6**). Manchmal wird vereinfachte Sprache auch absichtsvoll im Schlagwort- oder Telegrammstil eingesetzt, um trotz Eingeschränktheit linguistischer Mittel maximale Information zu übermitteln. Eine Gleichsetzung von Agrammatismus und Telegrammstil ist, obwohl sehr beliebt, nicht zutreffend (Tesak & Dittmann 1991; Tesak & Niemi 1997).

Tabelle **6** Agrammatismus

1	**U:** (Frage zur Krankengeschichte) **P:** Skifahren Österreich, Abfahrt und Peng. Kaputt.
2	**U:** Wie hat das mit Ihrer Krankheit angefangen? **P:** Ein, zwei, drei, vier Tage ... Flugzeug ... Sonne scheint und so ... vier Tage und zwei Tage ... bewußtlos und umfallen und später eine Woche ... Hubschrauber ... zu Hause bleiben und Böblingen Krankenwagen ... Stuttgart Böblingen und später eins zwei Monate.
3	**U:** Was haben Sie denn im Urlaub gemacht? **P:** lang schlafen und äh ... Kaffee getrunken ... spazieren gehen ... und dann essen und äh Stunde niedergelegt ... dann Kaffee getrunken.
4	**U:** (Frage zur Situation mit der Aphasie) **P:** ja! ich / äh/immer/äh/äh/denken/äh/ihr?/ihr Buch?/aha!/richtig! dann immer denken! / und / äh / äh / sprechen // und /äh / und jemand / äh / zu Hause / mein Mann und ich / äh / scht / äh / immer / ähäh / stumm! / äh / Hemmungen! / und / äh / Bekannten / nich mehr nich mehr Hemmung / aber / äh / im / im Betrieb / äh / Hemmungen
5	**U:** Was ist Ihnen passiert? **P:** Na Motorradunfall ... Mauerbach. Mit Hubschrauber ins Krankenhaus ... Intensivstation, drei Monate Intensiv ... die üblichen Operationen ... beide offene Brüche ... beide Hände und der Kopf. **U:** Wann setzt Ihre Erinnerung wieder ein? **P:** Im Sommer, im Juni wahrscheinlich. Aufgewacht ... Intensivstation [...] **U:** Was tun Sie jetzt tagsüber? **P:** Bissl Radiohören, Fernsehen, Lesen mühsam.
6	**P:** Pfei ... der Mann raucht ... Zeitung lesen (Ein Mann auf einer Couch liest Zeitung und raucht Pfeife)
7	**P:** Handschellen ... festnehmen (Der Polizist nimmt einen Verbrecher fest)
8	**P:** Lehrerin ... schreiben (Die Lehrerin erklärt dem Mädchen etwas an der Tafel)
9	**P:** Da want einer ... kaputt machen (Der Junge hat ein Glas zerbrochen)

Quellen: Huber et al. [1989]: 1, 2; Mattes [1993]: 7 – 9; Peuser [1987]: 4; Bayer/De Bleser/Dronsek [1987]: 3, 6; Goldenberg [1997]: 5

Paragrammatismus

! Auch Paragrammatismus umfasst bei relativ komplexen syntaktischen Strukturen ein Bündel von Merkmalen (Schlenck 1991):

- Satzabbrüche
- Satzteilverdopplungen
- Satzverschränkungen
- Substitution von Flexionen und Funktionswörtern.

Beispiele sind in Tabelle **7** gelistet. **Satzverschränkungen** werden noch weiter unterteilt:

- Bei tiefen Satzverschränkungen werden 2 Zielsätze in einer Realisierung verschmolzen.
- Bei Oberflächensatzverschränkungen teilen sich 2 Sätze eine gemeinsame Konstituente.

Die Erscheinungen des Paragrammatismus und des Agrammatismus werden unter syntaktischem Gesichtspunkt oft als gegensätzlich betrachtet, doch können die Symptome durchaus vermischt auftreten (Peuser 1978:141 ff); zum Teil spielen hier aufgaben- und situationsspezifische und individuelle Aspekte eine Rolle (Kolk & Heeschen 1992). Zum Eindruck der Gegensätzlichkeit trägt bei, dass Agrammatismus oft mit langsamer, stockender Redeweise einhergeht (Beispiel 4 in Tabelle **8**), wohingegen Paragrammatismus mit normaler, bisweilen sogar mit zu schneller Sprachgeschwindigkeit kombiniert auftritt.

Jargon

Etwas unklar im Hinblick auf die Zuordnung einer linguistischen Ebene ist der sog. Jargon:

! Jargon beschreibt flüssig artikulierte Sprachproduktion, die für den Zuhörer keine Bedeutung ergibt bzw. überwiegend unverständlich bleibt.

In der Syntax findet der Jargon seinen Platz, weil paragrammatische Erscheinungen oft mit denen des Jargons einhergehen, d. h. oft sind Satzstrukturen trotz semantischer und phonologischer Abweichungen erkennbar.

Man unterscheidet neologistischen, phonematischen und semantischen Jargon, je nachdem, wie die vorherrschende Abweichung von den Zielwörtern sind, so diese Abweichungen nicht gemischt sind. Im Hinblick auf die Definitionen der

Tabelle **7** Paragrammatismus

1	und ich kann gut mit Ihnen sprechen kann ich
2	und die is mir auf dem Nachhauseweg is mirs nich gut geworden
3	ich hab jetzt seit einem jahr hab ich aufgehört
4	ich bin ja vor dem Schlaganfall bin ich ja zweimal grundlos hingefallen
5	da kommt der Kellner kommt dann
6	habe noch weig gut schreiben können gut
7	was es gibt zu sehen gibt
8	und ich bin spazieren bin ich am See
9	sieht gut sieht der aus
10	und schnell ist er schnell Leiter geworden
11	da fing et auf einmal los ... da fing det einfach los (ex: da fing et auf einmal an / da ging det einfach los)
12	woran das kam (ex: woran das lag/wovon das kam)
13	ich war hier in Köln war ich hinterher
14	wir war'n noch irgendwo war'n wir noch
15	ja die Mama ist auch sehr sehr nett ist sie auch
16	wir haben es sehr schön haben wir
17	und da hamwer Jahre hamwer davon geleben
18	ich hab da mal in einem Krankenhaus hab ich dann / den neuen Betten gehaben
19	wir sind seit'm ersten Januar haben wir
20	dann wird dat eh eh gemeinsam wird dat gemacht
21	der ist da eh ... zum Gymnasium ist der da hin
22	und hab viel verreisen bin ich gegangen
23	und schon am nächsten Tag bin ich damit so ... gefiert gekommen bin

Quellen: Ehinger et al. [1990]: 1 – 7; Schlenck [1991]: 8 – 10; Huber & Schlenck [1988]: 11 – 23

Jargonarten herrscht allerdings eine gewisse Unklarheit:

- Bei Dittmann (1991:71) ist **neologistischer Jargon** „gekennzeichnet durch häufiges Auftreten von Neologismen im Kontext von Wörtern der Muttersprache". Das Beispiel 1 in Tabelle **8** ist gekennzeichnet durch die phonematische Entstellung der Inhaltswörter bei klarer Erkennbarkeit grammatikalischer Wörter. Kriterium für neologistischen Jargon wäre also die Erkennbarkeit und Begrenzbarkeit von Neologismen im Kontext.
- Diese selektive Erhaltung der Funktionswörter bei häufig neologistischen Inhaltswörtern ist in der Sicht anderer allerdings gerade ein Kennzeichen bei **phonematischem Jargon** (Buckingham & Kertesz 1976; Christman & Buchingham 1989).
  Bei Dittmann (1991:71) wird phonematischer Jargon allerdings so definiert: „Überwiegen hingegen die Neologismen oder bestehen die Äußerungen gänzlich aus Neologismen, spricht man von phonematischem Jargon". Das wäre in Beispiel 2 in Tabelle **8** gegeben, obwohl es möglich wäre, solch ein Beispiel als neologistischen Jargon zu bezeichnen, wenn man davon ausgeht, dass fast ausschließlich Neologismen produziert werden.
- Bei **semantischem Jargon** werden semantische Paraphasien, Wörter und Redefloskeln in inhaltlich sinnloser Weise aneinandergereiht, häufig allerdings in syntaktisch-strukturell komplexer Weise (Beispiel 4 in Tabelle **8**).

Nichtpropositionale Sprache

Ein letztes Phänomen, das im Rahmen von Syntax kurz vorgestellt werden soll, ist die sog. **nichtpropositionale** bzw. **automatisierte Sprache**, die eigentlich ohne „echte" syntaktische Leistungen auskommt:

> **!** Der wesentliche Aspekt nichtpropositionaler Sprache ist die Formstarrheit bzw. die überlernte Kenntnis der „ready-mades".

In der Syntax geht es um den regelhaften Zusammenbau von Wörtern und Phrasen zu syntaktischen Strukturen in der Sprachproduktion, sodass es möglich ist, immer neue Gedanken (sog. Propositionen) auszudrücken – die propositionale Sprache entsteht. Bei der nichtpropositionalen Sprache ist das syntaktisch fertige bzw. asyntaktische Produkt im Mittelpunkt: fertige Phrasen, Satzteile, Ausrufe, Sprichwörter, Liedtexte, Stereotypien, soziale Formeln, metakommunikative Mittel, sprachliche Reihen und Ähnliches (Beispiele in Tabelle **9**).

Tabelle **8** Jargon

1	**U:** Können Sie mir beschreiben / was Sie / äh / was Sie da sehen / einfach (Bildbeschreibung „Blinde Kuh spielen“) **P:** Ja / sie machen der ['aisəntər] / mit dem ['ainənos] / nicht? [gə'vaigəs] / und die ['maxənt] / die machen / die mache das / oder nicht / und / die ['koytən dans] / die machen das / die eines / die macht das. **U:** Ja / ist das eine Hochzeit? **P:** (lachend) Neinein / neineinein / **U:** Oder eine Prügelei? **P:** Ja / nein / hier / der macht's / nun der ['aikəns] die machen in die ['aikəns 'vaxtər] [...] **U:** Blindekuh? Ist es Blindekuh? **P:** Nein / [di:tfrdəl laxen] das hier muß es auch sein / muß das da / oder muß es / und der *muß* das auch / und der *kann* das aber auch.
2	**U:** Wie geht es Ihnen jetzt ... erzählen Sie mal! **P:** wohn awó ... woasó ... oh wattawand oh auwe **U:** ja ... mhm **P:** weh sawó kewéh ... wann un perrel ... un onee ... akóhne anque **U:** mhm ... ja **P:** en sat oh an er anpo einfach laut am Kauen wann ung ... lett au letr oh metr **U:** Ja und seit wann ist das so? **P:** sohn parr oh perrop ... a nott parr u parr ... unwátr ... wantú ... manto quom wann ... empár ontódr und andere **U:** Ja jetzt erzählen Sie doch mal ... wie hat das denn angefangen? **P:** wann uhsét quetr laut quoque latu laute asr l asr weltr watthémm watthém esen apúr aprá laón wa-ún werntr.
3	**U:** (Frage nach Hergang des Schlaganfalls) **P:** Wir haben unseren Frilof a, nach Sinaf sind und haben dann einen Feref dort gesibt und hab dann einen nach Hause getan und dann anges im Aug das sig und dann gesag gedruf und mit vierzehn war's dann aus und wir hab dann hom fig und hab dann nichts mehr in meinem Kund erkannt. **U:** Sie haben nichts mehr erkannt? **P:** Na schon, aber ich hab nur meinen Spin geset und hab nicht mehr gefohrt, mor in der Früh nicht mehr vorn san und habe dann, sind wir dann brigvierzehn nach Pör, Pift, Pör [...] **U:** Waren Sie auch gelähmt? **P:** Nur, nur noch, das is keine nicht, sondern nur vertung und leicht vertürgt und nach dem dir und nur am Abend dann. Und momentan, heute zum Beispiel, war's wieder gut und vorgestern, vorgestern war's dann wieder schlechter.
4	(Benennen einer Kneifzange) **P:** kann man halt zurechtlegen irgendwie wie man will ... irgendwie drehen ... Sie meinen doch ... wenn da ein Steck dran ist ... halt halt die Uhr kann man da vielleicht abmachen ... könnte man auch ... weiß nicht was da noch dabei dran ... muss abschalten ... nich ... kann es aber auch so machen und irgendwie als was aanderes dazu ... vielleicht irgendwie was anbringen muss ... irgendei vielleicht was Innenverbindung ... und dann wieder dick festmachen oder so was.
5*	**U:** Wollen Sie mit dem Recorder arbeiten? Mit Ihrem Therapeuten? Wer soll sonst mit ihm arbeiten? **P:** ja / ja / ja fogedon der könnt es ja / der könntel das nich? / der könntel das / nich? und wenn ich ja / ich hatte den dem ersten grais / aber es waren ja für mich / waren jas nur aikels / ich habe ihn auch, gefoikes da wahsel der erste weikentis buks guten Morgen / Her Waikens / Sie machen Sie das und das und das / aber / darawö natürlich ich meine wacht wanone waikens das ich kraaf nich? / wenn ich jetzt den erstener wachenter ich könnt das doch nicht / nicht? / nicht? / denn ich habe jetzt / habe jetzt sentich groone wachtos nich? / ach / dededede deine wachentere / das machst du dunsens / nicht? und er is innerlich inekaus / nich? / und ich weiß auch wenn ich wenn ich wenn dem leifenesach / dann sagt deine worten immer „nein neine nein“.

* Lautschrift in Schreibschrift wiedergegeben

Quellen: Peuser [1987]: 1; Goldenberg [1997]: 3; Peuser & Temp [1981]: 5; Huber et al. [1975]: 2, 4

Seit Jackson (1874) wird immer wieder berichtet, dass aphasische Personen trotz massiver Einschränkungen der propositionalen Sprache noch gute Fertigkeiten in der nichtpropositionalen Sprache haben. So gesehen, kann es immer wieder zu – oberflächlich betrachtet – syntaktisch komplexen Strukturen kommen, die aber tatsächlich nicht Leistung von syntaktischen Sprachproduktionsmechanismen ist.

Tabelle **9** Nichtpropositionale Sprache

1	Morgenstund hat Gold im Mund.
2	Hänschen klein ging allein *usw.*
3	Ach du grüne Neune!
4	Darf ich Ihnen nachschenken?
5	Rauchen Sie?
6	Wenn ich kurz was sagen dürfte ...
7	Montag Dienstag Mittwoch Donnerstag ...
8	eins zwei drei vier fünf sechs sieben ...

Textebene

Die Textebene befasst sich mit Äußerungskomplexen, die über den Satz hinausgehen. In der gesprochenen Sprache sind Nacherzählungen, Bildbeschreibungen oder offene Fragen („Was haben Sie am Wochenende gemacht?") typische Anlässe für Textproduktionen.

Aphasische Personen scheinen auf der Ebene des Textes weniger Probleme zu haben. Textaufbau und Textmarkierungen entsprechen in etwa dem sprachgesunden Verhalten (Engel 1973, Regenbrecht et al. 1992). Aphasische Texte sind allerdings weniger komplex als bei Sprachgesunden, sie zeigen weniger Informationsgehalt und sind weniger klar ausgeformt. Die Abweichungen sind aber typischerweise Folgen von Problemen auf den Ebenen der Morphologie, Semantik und Syntax (Dressler & Pléh 1988; Übersicht in Stark & Stark 1991).

Wahrscheinlich gibt es einen qualitativen Unterschied zwischen schweren Aphasien und leichten und mittleren Störungen, wobei die Texte und deren Strukturen bei schwerer Aphasie deutlich von denen Sprachgesunder abweichen (Übersicht in Ulatowska & Chapman 1993).

Redefluss und Sprechablauf

Normale gesprochene Sprache wird in einem bestimmten Sprechtempo, mit bestimmten intonatorischen Verläufen und mit bestimmten Pausen (zur Planung, zum Luft holen) produziert. Der normale **Redefluss** kann bei Aphasie in verschiedener Weise gestört sein.

Eine häufige Quelle für Unterbrechungen des Sprachflusses sind **Wortfindungsstörungen**. Treten diese auf, kann es entweder zum Abbruch einer Äußerung kommen, zu kommunikativen Ausweichmanövern unter Beibehaltung des Redeflusses bzw. zu Suchverhalten.

Suchverhalten kann sich im „**conduite d'approche**" äußern, dem sich phonematischem, semantischem oder morphologischem Annähern an eine Zielform. Der vergebliche Versuch, sich an eine Zielform anzunähern, kann zum „**conduite d'ecart**" führen, dem Abdriften von der Zielform (Tabelle **10**).

Oft werden flüssige und nichtflüssige Aphasie unterschieden:

> **!**
> - Bei *flüssiger Aphasie* wird mit normaler Sprechgeschwindigkeit und kaum beeinträchtigter Artikulation gesprochen.
> - *Nichtflüssige Aphasien* sind durch verlangsamtes Sprechen gekennzeichnet, das oft mit großer Anstrengung und vielen, oft langen Pausen einhergeht.

Ob diese Einteilung nach Flüssigkeit diagnostischen Wert hat, ist umstritten. Poeck (1989b) hält die Einteilung nach Flüssigkeit für wertlos, Goodglass (1993) sieht darin eine wertvolle Hilfe im diagnostischen Prozess. Wie auch immer die Einschätzung, die Flüssigkeit ist ein deutlich erkennbares relevantes Merkmal gesprochener aphasischer Sprache, und es gibt verschiedene Kriterien zur Einteilung. Spätestens seit Benson (1967) nimmt man die Zahl der **Wörter pro Minute** als Entscheidungskriterium (Huber et al. 1991:24):

- Unter 50 Wörtern pro Minute ist die Rede unflüssig.
- Normale flüssige Rede beginnt bei 90 Wörtern pro Minute.
- Ab 120 Wörtern pro Minute gilt die Rede als übersteigert.

Bei flüssiger Sprachproduktion kommt es dann unter Umständen auch zur Erscheinung der Logorrhö:

> **!**
> **Logorrhö** bedeutet „ungehemmte, überschießende und inhaltsarme Sprechweise" (Huber et al. 1991) und geht häufig mit Jargon einher.

Ein strukturelles Kriterium betrifft die durchschnittliche Länge einer morphologisch-syntaktischen Struktur. Verkürzte Phrasenlänge von weni-

Tabelle **10** „Conduite d'approche" und „Conduite d'ecart"

1	(Gefangener mit Fußkette >) Klösen ... Schlase ... Schlage ... Klause ... Glese ... Kretten ... retten gebunden ... eingeschlagene eingeschlossene Kretten ... ein Kräusel ... ein Kräusliger ... ein Fänger ... ein Verb ... ein Vergebrachener ... ein Fangener ... Gefangener
2	(Turmspitze >) hier ist ein Türm ... Türn ... Türnspit ... Türmspürze ... Türn ... die Türntüschpe ... die Kürnstücke
3	(Liselotte >) Otto, Motte, Flotte, Charlotte, Garotte, Flotte, Lieselotte
4	(Zieharmonika >) Kananose, Monamose, Kol-Konosika, Samonika, Katamonika, Samonika, Samonika
5	(Aschenbecher >) Aschen, Aschen, Aschen, Aschen, Aschenbach, ... den zweiten Teil, den Namen muß i kriegen, Aschen, Aschenbecher
6	(Bügeleisen >) das für Ki-Kübel, oder wie sagt man Kübel, Kübel, das ist Bügel, ... Bügelmasch, bü-Bügel das ist das erste ... Bügelmaschine
7	(Bügelbrett >) blübü, bül, bül, bülhel, bühel, bühel, wie sagt man bühel, ah br-Brett, Brett genügt ja
8	(Melone >) eine Belone, Melone
9	(Faßbier >) Fasbas, Fas, Fass- bier, Fasbis, Faßbier
10	(Hauskleid >) Haus-ka, Haus-klei, Klei, Hausklein, Kleid
11	(Obstkern >) hop, das ist das is klar, hop, Äpfel, is es nicht, na sagen wir eigentlich, äpfels na Hop, Ob, Opl, na, Ob, Obst, Obst ja Obst jetzt weiß ich wieder ich find das Obst ..., verlier den zweiten Teil schon wieder Obst
12	(Kaffeemaschine >) Felmschit memaschit nimatschot schimanot mehl Kamelmahet Kamelwürmerhet Nasche
13	(Elefant >) Elwant Elewa Elewant
14	(Dromedar >) Dromentra Drahemedrat Eitumost Dromondore Dremondrat
15	(Kaffeemühle >) Fegelma Kamme Kema Kamel Kamelmahin Kelmahin Kaffeemühlhenie Kami Kami Kaffeemühle
16	(Gurke >) Kuke Kutte Gru Gruke Gru Gruke Gruk Gurke

Quellen: Huber et al. [1975]: 1 – 2; Stark & Stark [1991b]: 4 – 11; Böll [1982] nach Mattes [1993]: 3; Fröschels [1919]: 12 – 16

ger als 5 Wörtern im Schnitt wird als unflüssig gewertet (Goodglass et al. 1964).

Ein Teil des nichtflüssigen Sprechens entsteht durch *nichtaphasische* Ursachen, nämlich durch Beeinträchtigungen von Artikulation, Phonation und Sprechrhythmus (sog. **Sprechanstrengung**). Diese Symptome gehören zum Sprechvorgang, sind aber keine sprachlichen Größen. Nicht zufälligerweise sind solche Störungen auch charakteristische Probleme bei Dysarthrie, einer Störung, die sprachliche Leistungen an sich intakt lässt. Wie auch immer die Zuordnung ausfällt, kann man Sprechanstrengung eher bei Personen mit nichtflüssiger Sprechweise beobachten.

In ähnlicher Weise verhält es sich mit der sog. **Sprachanstrengung**, der „Schwierigkeit, Gedanken sprachlich auszudrücken" (Huber et al. 1983: 18), die sich in begleitender Gestik und Mimik, tiefem Atmen oder Interjektionen auswirkt.

Suprasegmentale Phonologie

!

Prosodie umfasst Erscheinungen, die über das einzelne Segment hinausgehen, aber mit der Lautgestalt zu tun haben, u. a.:
- betonte/unbetonte Silben,
- Wort- und Satzakzent sowie
- Intonationsmuster und Intonationsverläufe.

Aphasiker können mit allen Aspekten Probleme haben.

Nichtflüssige Sprache wird oft mit **Dysprosodie** in Verbindung gebracht. Es ist aber teilweise unklar, ob dysprosodische Erscheinungen Sprach- oder Sprechprobleme sind. Intonatorische Verläufe geben oft die entscheidenden Hinweise, ob es sich um eine Aussage oder eine Frage handelt, was eindeutig linguistisch relevant ist. So gesehen können

Schwierigkeiten mit der Prosodie als sprachliche Probleme eingestuft werden. Andererseits ist es eine gut dokumentierte Erscheinung, dass selbst schwere Aphasiker noch in der Lage sind, mittels prosodischer Mittel eindeutig Fragen, Aussagen und Aufforderungen auszudrücken.

Eine weitere Dimension der Unklarheit bei der Prosodie ergibt sich aus der Möglichkeit, dass wahrgenommene Dysprosodie ein hörerspezifisches **Artefakt** ist, weil durch die Verlangsamung im Sprechablauf bei nichtflüssigen (Broca-)Aphasikern nur der Eindruck der Dysprosodie entsteht, obwohl relevante Größen (wie der Verlauf der Grundfrequenzkurve) korrekt ausgeführt werden (Danly & Shapiro 1982).

Veränderungen in der prosodischen (und auch in der segmentalen) Struktur können auch zum sog. **Foreign-Accent-Syndrom** führen, bei dem die Zuhörer den Eindruck haben, dass der aphasische Sprecher (ohne prämorbide Grundlage) einen Akzent einer anderen Sprache aufweist (Moen 1991).

Repetitive Phänomene

Eine Erscheinung aphasischer Spontansprache, die man schwer einer einzelnen linguistischen Ebene allein zuordnen kann, sind sog. **repetitive Phänomene** (Wallesch 1990):

- Sprachautomatismen
- Stereotypien
- Perseverationen
- Echolalie.

! **Sprachautomatismen**, die man auch **„recurring utterances“** nennt, sind „inadäquate und quasizwanghafte Wiederholung[en] pathologischer Sprachäußerungen, die keine oder nur eine geringe phonologische Variabilität besitzen“ (Blanken 1991b:121).

Die Wiederholungen können Silben, Wörter, Satzteile oder gar ganze Äußerungen betreffen:

- Sind nur sinnlose Silben aneinandergereiht, nennt man diese **nichtlexikalische Automatismen** (Beispiele 1 – 10 in Tabelle **11**);
- sind es Wörter, Satzfragmente oder Sätze, spricht man von **lexikalischen Automatismen** (bzw. Echtwortautomatismen, Beispiele 11 – 20).

Die Sprachautomatismen können unter Umständen den Großteil oder die Gesamtheit der Äuße-

Tabelle **11** Sprachautomatismen

1	[dodo] [dada] [na-na] [no-no]
2	[na-tá-ta-tá-ta] [nau]
3	[tsetsétsetsétsetsétsin]
4	[hia] [hie]
5	[gɛl] [gɛlɛl]
6	[vɛdi] [vidi] [vɛti] [viri]
7	[tau] [ʃau] [to] [ho]
8	[titetote] [tateto] [tetepi]
9	[be-be]
10	[nau] [des]
11	Hans nein Hanni
12	Mittag
13	Monika
14	ach Gottchen
15	das war wesentlich wichtig gewesen
16	Reisdose
17	de reiten
18	mama-oma
19	ja jawohl
20	natürlich
21	**T:** was lesen sie am liebsten **P:** e:hm . mamamama . mamamama . mamamama . mamama . mama **T:** hm . . hm **P:** und . ehm . mamamamama . mamamama . e:h . (och och?) jo hier . mamamama:ma **T:** ja: ja: . . fülln sie sich in irgendeiner weise jetzt hier im zentrum eingeschränkt **P:** nein . ma . . mo **T:** sind sie manchmal traurig über irgendwelche . dinge **P:** mö mö **T:** und ärgert sie irgendwas **P:** mö (lacht) ne:he **T:** habn sie das gefühl das irgendetwas jetzt anders is . als- . . vor fünf monaten **P:** (leise) ne:mö mamama

Quellen: Blanken [1993b]: 1 – 10, Blanken & Marini [1995]: 11 – 20, Mellies & Winnecken [1992]: 21

rungen eines Patienten ausmachen (Beispiel 21 in Tabelle **11**). Ist ein Patient in seinen Äußerungen auf nur ein Wort oder eine Wortgruppe reduziert, spricht man von **Monoaphasie** (Critchley 1970:8).

> **!** **Stereotypien** sind im Gegensatz zu Sprachautomatismen feste Redefloskeln, die zumeist noch situationsadäquat eingesetzt werden, aber relativ wenig Inhalt übermitteln.

Stereotypien wie „Das kann ich jetzt nicht sagen", „ach du meine Güte", oder „kanns nicht sagen" können ebenfalls einen Großteil aphasischer Sprachproduktion (natürlich auch als Automatismus) ausmachen.

> **!** **Perseveration** bedeutet das ungewollte Wiederholen vorher geäußerter Laute, Silben, Wörter oder Sätze (bzw. von Fragmenten derselben).

Perseverationen können dem Sprecher bewusst oder nicht bewusst sein und unmittelbar oder verzögert auftreten.

> **!** Bei **Echolalien** wiederholt ein Sprecher unbeabsichtigt und zwanghaft Äußerungen, die zuvor gemacht wurden, gleich oder fast gleich.

Die Echolalien können vollständig wörtlich die Vorgabe wiedergeben oder diese leicht verändern, z. B. sogar korrigieren, wenn die Vorgabe einen (unabsichtlichen oder bewussten) grammatikalischen Fehler enthält (Dogil et al. 1995). Echolalien treten auch bei Patienten auf, die ansonsten gar keine oder nur wenig Spontansprache aufweisen.

Verstehen

Aphasische Personen haben in unterschiedlichem Ausmaße Schwierigkeiten, gesprochene Sprache zu verstehen. Aphasische Verstehensprobleme sind allerdings unabhängig von Problemen des Hörens, der Aufmerksamkeit und des Gedächtnisses. Diese sekundären Ursachen werden in der Folge auch von der Betrachtung ausgeschlossen.

> **!** Generell wird dem Verstehen bei Aphasie wenig differenzialdiagnostische Bedeutung beigemessen.

Das liegt unter anderem daran, dass das **Verstehen nicht direkt beobachtbar** und daher nur indirekt zugänglich ist. Typische Untersuchungsformen sind Aufforderungen („Legen Sie das Buch auf den Stuhl"), Fragen (mit klaren Erwartungsantworten, z. B. nach Textvorgabe) und Wort/Satz-Bild-Zuordnungsaufgaben.

In der normalen Konversation bemerkt man Nicht- oder Missverstehen oftmals gar nicht oder erst, wenn der Kommunikationspartner „falsch" reagiert. So kann es auch vorkommen, dass aphasische Personen in der Kommunikation relativ unauffällig erscheinen, selbst wenn sie Schwierigkeiten haben, gesprochene Sprache zu verstehen, falls sie sich beispielsweise auf allgemeine Feedback-Äußerungen (*ja*, *sicher*, *verstehe*, *mhm*) einschränken.

Probleme beim Verstehen können auf ganz verschiedenen Ebenen entstehen.

- Auf der **phonologischen Ebene** kann ein Defizit in der Phonemdiskrimination dazu führen, dass Wörter wie /'tanə/ und /'panə/ nicht unterschieden werden können.
- Auf der **Wortebene** haben aphasische Personen oft Schwierigkeiten, die Bedeutung eines Wortes abzurufen. Entweder es gibt gar keine Reaktion, oder es werden die Bedeutungen lautlich ähnlicher oder semantisch verwandter Wörter abgerufen. Ersteres verweist auf phonologische, zweiteres auf semantische Störungen. Um diese besser unterscheiden zu können, haben viele Verstehensaufgaben sog. **phonologische und semantische Ablenker** (z. B. Wort-Bild-Zuordnung: Zielwort KANNE, Ablenker PFANNE, TASSE).
- Wer grammatikalische Morpheme (z. B. Artikel) nicht mehr richtig interpretieren kann, hat auf der **syntaktischen Ebene** Probleme, auch wenn er Inhaltswörter noch richtig versteht. In den folgenden beiden Sätzen ist nur durch die Artikel bestimmbar, wer wen abschießt: *Den Hasen schießt der Jäger* **vs.** *Der Hase schießt den Jäger.*
  Interessanterweise würde in vielen Fällen die auch bei Sprachgesunden übliche **Schlüsselwortstrategie** zum Ziel führen, Bedeutungen von Sätzen über die Inhaltswörter allein zu bestimmen. Dies gelingt dann, wenn die im

Verb ausgedrückte Tätigkeit und die durch die Nomina bezeichneten Gegenstände oder Personen üblicherweise in nur einer bestimmten Beziehung zueinander stehen (*Walter, Schnitzel, essen*). Sätze, in denen die Semantik der Hauptwortklassen die Relationen und damit die Bedeutung zwangsläufig ergibt, heißen **nichtreversible Sätze**. Syntaktische Schwierigkeiten zeigen sich daher am deutlichsten in sog. **reversiblen Sätzen**, in denen Subjekt und Objekt von semantischer Seite her beliebig vertauschbar sind (*Walter, Fritz, grüßen*).
- Auf der **Ebene des Textes** haben aphasische Personen dann Schwierigkeiten, wenn sich Probleme tieferer Ebenen auswirken. Häufig wird dann verstärkt über Weltwissen, Schlüsselwortstrategie und unter Vernachlässigung linguistischer Informationen verarbeitet (Ohlendorf 1993). Zudem scheinen aphasische Personen bei der Integration von Kontextinformation anders vorzugehen als Sprachgesunde.

Pragmatik und Kommunikation

! Die **Pragmatik** ist die Lehre von der Funktion der Sprache.
Sie untersucht die Bereiche:
- Kommunikation, deren interaktionale Aspekte und zugrunde liegende Regeln
- die sozialen Aspekte von Sprache und
- den Zusammenhang von sprachlichen und nichtsprachlichen Mitteln (z. B. Gestik, Mimik) in der Kommunikation.

Bisher wurden in erster Linie die linguistischen Ebenen der Sprache als System bzw. die sprachlichen Fähigkeiten der aphasischen Personen an sich betrachtet. Durch die linguistischen Einschränkungen ergeben sich für die aphasischen Personen notwendigerweise **Einschränkungen in der Kommunikation**, sofern diese auf sprachlichen Mitteln aufbaut. Zum einen können Aphasiker nicht oder nur eingeschränkt verstehen, was ihre Kommunikationspartner ihnen mitteilen, zum anderen können sie ihre Redeabsichten nicht mehr adäquat bzw. schnell genug in der kommunikativen Situation ausdrücken, sodass sie ihre Ziele und Absichten nur mehr in eingeschränkt verfolgen bzw. erreichen können.

! Um zu einem umfassenden Verständnis der Aphasie zu gelangen, muss die rein sprachlich-strukturelle Betrachtung der Aphasie um die kommunikative Dimension erweitert werden.

Allein von der Symptomatik der aphasischen expressiven Sprache ausgehend, lässt sich noch nicht erschließen, inwieweit die aphasischen Äußerungen zum gewünschten Ziel führen, also kommunikativ erfolgreich sind. Da Sprache nicht das einzige, obgleich ein sehr wichtiges Mittel zur Kommunikation ist, müssen auch außersprachliche Bereiche (wie z. B. nichtsprachliche Systeme wie Gestik und Mimik) berücksichtigt werden. Gern wird auf die kompensatorische Funktion von nichtsprachlichen Mitteln verwiesen. Ob aphasische Personen im Produzieren und Verstehen von sprachbegleitenden Gesten und generell bei Pantomime beeinträchtigt sind, ist allerdings umstritten (Herrmann 1991).

Für die aphasischen Personen gilt aber, dass bei ihnen trotz linguistischer Einschränkungen **pragmatisches Grundwissen** erhalten ist. Aphasische Personen wissen, wozu sprachliche Kommunikation gut ist, und sie befolgen auch die üblichen pragmatischen Regeln, beispielsweise dass abwechselnd gesprochen wird oder dass der Sprecherwechsel (turn taking) bestimmten Regeln folgt. Dennoch haben Aphasiker Schwierigkeiten, sich adäquat beim Sprecherwechsel zu verhalten; dies ist aber *keine* pragmatische Beeinträchtigung, sondern eine Folge eingeschränkten Verstehens und eingeschränkter Ausdrucksmöglichkeiten (Glindemann 1990).

Ein wichtiger Aspekt von Kommunikation ist die **Informativität** des Geäußerten. Wenn die sprachlichen Äußerungen auf nur wenige Silben, Wörter oder Automatismen beschränkt sind, ist die Informationsübermittlung natürlich eingeschränkt. Auch wortreiche Jargonäußerungen sind relativ inhaltsleer. Ein verwandtes Problem sind Strategien, die bei Wortfindungsstörungen auftreten: allgemeine Ersatzwörter, Redefloskeln, „Herumeiern", syntagmatische Paraphasien. Diese bei flüssiger Aphasie oft beobachtbaren Erscheinungen stehen in gewissem Kontrast zu den Äußerungen bei nichtflüssigen Aphasikern, die primär durch Inhaltswörter gekennzeichnet sind, wodurch sich dem Zuhörer der zu vermittelnde Inhalt zumindest partiell erschließt.

In der Konsequenz sind die sprachlichen Interaktionen zwischen aphasischen und sprachgesunden Personen von vielen **Sequenzen des Miss- oder Nichtverstehens** geprägt. Ein wesentlicher Aspekt aphasischer Sprache aus pragmatischer Sicht ist die Frage, ob es den Kommunikationsteilnehmern gelingt, Verständnisprobleme über sog. **Reparaturhandlungen** zu beheben (Bauer & Kaiser 1989).

Umstritten ist die Bewertung nonverbaler Mittel (Gestik, Mimik etc.) in der aphasischen Kommunikation. Zum einen liegt es nahe, dass verbale Minderleistungen durch nonverbales Verhalten kompensiert werden und solche Kompensation konnte auch in empirischen Studien nachgewiesen wird (Hermann et al. 1988, 1989). Zum anderen gibt es Befunde, die zeigen, dass Aphasiker auch beim Produzieren von Pantomimen beeinträchtigt sind (z. B. Duffy & Duffy 1981). Davon abgesehen, gibt es Vertreter der Ansicht, dass Aphasie per definitionem auch eine Beeinträchtigung nonverbaler Symbol- und Gestensysteme beinhaltet (vgl. Kapitel 1).

Die aphasischen Kommunikationsmöglichkeiten in der gesprochenen Sprache unterliegen einer großen Variationsbreite. In sehr schweren Fällen kann die sprachliche Kommunikation gegen Null gehen, allerdings gelingt es Aphasikern oft – selbst wenn linguistische Mittel stark eingeschränkt sind – Fragen, Aussagen oder Ausrufe als solche durch intonatorische Mittel auszudrücken. In leichteren Fällen ist ein Aphasiker unter Umständen sogar kommunikativ unauffällig, wenn beispielsweise Wortfindungsstörungen (als Hauptproblem) mit Strategien umgangen werden können. Dazwischen finden sich alle möglichen Abstufungen.

Nicht unterschätzt werden darf hier allerdings, dass auch die Kommunikationspartner aphasischer Personen im Kern das identische Problem haben, wenn sie mit aphasischen Personen kommunizieren: Es gelingt den Sprachgesunden nicht, ihre Redeabsichten zu übermitteln, und sie verstehen auch nicht, was die aphasischen Person ihnen mitteilen möchte. In diesem Zusammenhang nehmen aktuelle Bemühungen zu, auch die Angehörigen verstärkt in Diagnostik und Therapie einzubeziehen.

Schriftsprache

Aphasische Personen haben neben dem Produzieren und Verstehen gesprochener Sprache typischerweise auch **Probleme mit der Schriftsprache** (De Langen 1988). Damit sind vor allem Lesen und Schreiben gemeint, aber auch Leistungen wie Buchstabieren.

Eine entscheidende Dimension der Störungen der Schriftsprache betrifft die **Beziehung zwischen gesprochener und geschriebener Sprache**. Es gibt 2 Grundpositionen:

- **Autonomieposition:** Schriftsprache ist unabhängig von gesprochener Sprache (also auch unabhängig störbar)
- **Dependenzposition:** gesprochene Sprache die Grundlage für geschriebene Sprache ist, die als sekundäres System zu betrachten ist.

Unter der Annahme, dass bei Aphasien typischweise gesprochene *und* geschriebene Sprache Störungen aufweisen, ist eine enge Beziehung zwischen beiden Bereichen naheliegend. Gleichzeitig sind immer wieder schriftsprachliche Leistungen deutlich besser oder schlechter als die entsprechenden Leistung in gesprochener Sprache, was für die autonome Verarbeitung von Schriftsprache spricht.

Schreiben

! Eine relativ isolierte Störung des Schreibens nach Hirnschädigung nennt man **Agraphie** (Dysgraphie).

Es ist, wie im 1. Kapitel deutlich wurde, eine Frage der Definition, ob Agraphien als unimodale Störungen zu den Aphasien gehören oder nicht.

Die Unfähigkeit außer Acht lassend, einzelne Buchstaben graphisch korrekt realisieren zu können, gibt es auf der Wortebene unterschiedliche pathologische Erscheinungen. Neben **Abbrüchen** (nach 1 oder 2 Graphemen) unterscheiden wir graphematische und semantische Paragraphien:

- Bei **graphematische Paragraphien** sind einzelne Buchstaben oder Buchstabengruppen ausgelassen, vertauscht oder substituiert.
- Bei **semantischen Paragraphien** werden semantisch verwandte Wörter geschrieben.

Orthographische Paragraphien liegen vor, wenn zwar die graphematische, nicht aber die phonologische Struktur des Zielworts verändert ist (De Langen & von Cramon 1986).

Beim Schreiben findet man graphematische und semantische Neologismen; die schriftlichen Neologismen nennt man auch **Neographien**. Die definitorische Abgrenzung zwischen den einzel-

Tabelle **12** Neo- und Paragraphien

1	Winter	>	Witer
2	Banane	>	Banale
3	Auto	>	Austo
4	Garage	>	Gagare
5	Bleistift	>	Bleiftift
6	Waage	>	Wagge
7	Plattenspieler	>	Plattenstpiel
8	Ziehharmonika	>	Harmoniken
9	Wassermelone	>	Wassenbelone
10	Gürtel	>	Gürten
11	Zigarre	>	Zigareld
12	Fernseher	>	Radio
13	Auto	>	Rad
14	Berg	>	Hügel
15	Mann	>	Frau
16	Handschuh	>	Schuhlöffel
17	Garage	>	garasche
18	Bügeleisen	>	Bügel
19	Tisch	>	ruter
20	Tisch	>	Tasch
21	Buch	>	bahe
22	Koffer	>	Butte
23	Gürtel	>	baste
24	Waage	>	trebe
25	Bagger	>	tremc
26	Zigarre	>	fan – fa
27	Mund	>	Gernuk, Feunen, Fuges, Binnitz
28	Wurst	>	Türfer, Feüner, Küs, Leumr
29	Buch	>	meeder, Bümr, Järs, Leume
30	Stern	>	Schtern
31	Senf	>	Sempf
32	Vieh	>	Fih
33	Chor	>	Kohr
34	Veilchen	>	Feilchen
35	Couch	>	Kautsch
36	Quiz	>	Quiss
37	Mord	>	Mort

Quellen: Stark & Stark [1991b]: 7 – 9, 16, 18; Reitz [1994]: 1 – 5, 12, 19; Goldenberg [1997]: 6, 10 – 11; De Bleser et al. [1987]: 30 – 37, Peuser [1978]: 27 – 29

nen Begriffen ist ähnlich schwierig wie bei den Paraphasien (Tabelle **12**).

Im Hinblick auf die Wortklassen können geschlossene und offene **Wortklassen** selektiv beeinträchtigt bzw. erhalten sein. Beim Schreiben können Paragrammatismus, Agrammatismus und Jargon auftreten, reflektieren aber in dem Sinne nicht schreibspezifische Defizite, sondern eher Aspekte einer supramodalen linguistischen Störung. Perseverationen, Automatismen, Stereotypien und nichtpropositionale Sprache sind ebenfalls Dimensionen aphasischer Schreibleistungen.

Buchstabieren

Aphasische Personen haben aufgrund diverser motorischer Defizite oft Schwierigkeiten, den Schreibprozess in der üblichen automatisierten Weise ablaufen zu lassen (cf. De Langen 1992). Dennoch verfügen aphasische Personen häufig über partielles orthographisches Wissen, das nur über das Buchstabieren erkennbar ist. Beim Buchstabieren geht es also um **orthographisches Wissen**, das nicht direkt im Schreiben umgesetzt wird. Buchstabieren ist in dieser Weise das Benennen der Buchstaben der orthographischen Repräsentation eines Zielwortes.

Lesen

Das Deutsche hat eine relativ regelhafte Orthographie, d. h. Lautwerte und orthographische Umschrift entsprechen sich in sehr vielen Fällen. Dies ist in anderen Sprachen, beispielsweise dem Englischen, nicht der Fall. Für das Lesen im Deutschen hat dies den Vorteil, dass man über die Grapheme (bzw. deren Realisierungen in Buchstaben) relativ direkt zur Aussprache kommt.

! Beim Lesen unterscheiden wir **Lesesinnverstehen** und **Vorlesen**. Die beiden Leistungen sind getrennt störbar – man kann von einer Leistung nicht auf die andere schließen.

Vorlesen

! Da beim Vorlesen die Zielwörter bekannt sind, lassen sich die Abweichungen besonders gut erfassen und klassifizieren.

Verschiedenartige Fehler können auftreten:

Neben **Nullreaktionen** und **Abbrüchen** nach einigen Lauten sind vor allem die Neo- und Paralexien von Interesse (Tabelle **13**):

- Bei visuellen und **phonologischen/phonematischen Paralexien** wird für das Zielwort ein ähnlich aussehendes oder ähnlich klingendes vorgelesen; typischerweise werden Einzellaute/Einzelbuchstaben ersetzt, ausgelassen, hinzugefügt oder umgestellt. Diese Art von Fehler kann durch Fehler in der einzelheitlichen Verarbeitung der Buchstaben liegen, es können aber auch Ganzwortersetzungen (**verbale Paralexien**) sein, die man auch als **formale Paralexien** bezeichnet. Die anderen verbalen Paralexien sind in ihrer Einteilung ähnlich den Paraphasien.
- Hat das Vorgelese keine Entsprechung in der Zielsprache, spricht man von **Neolexie**.
- **Semantische Paralexien** liegen vor, wenn für die Zielwörter semantisch verwandte Wörter produziert werden. Semantische Paralexien können auch bei Teilen von morphologisch komplexen Wörtern auftreten, wobei die anderen Teile korrekt gelesen werden.
- **Morphologische Paralexien** sind Ersetzungen eines Zielwortes durch eine morphologisch verwandte Form (Flexion oder Derivation).
- **Syntagmatische Paralexien** umschreiben das Zielwort in mehr als einem Wort.

Ähnlich der gesprochenen Sprache können vorgelesene Texte agrammatisch, paragrammatisch oder jargonartig sein. Auch Perseverationen und **lautierendes Lesen** können die aphasische Leseleistung charakterisieren.

Tabelle **13** Neo- und Paralexien

1	Wurm	>	Wurst
2	Spesen	>	essen
3	Gleis	>	Eis aber G
4	Beil	>	Hammer
5	Eisen	>	Stahl
6	Menge	>	Gruppe
7	tapfer	>	mutig
8	retten	>	helfen
9	läuten	>	klingeln
10	saufen	>	trinken
11	Männlein	>	kleiner Mann
12	Briefchen	>	Brief kleines chen
13	unmutig	>	nicht mutig
14	unwegsam	>	nicht Weg irgendwas
15	ärmellos	>	Arm ... frei
16	entfetten	>	nicht fettig
17	entgiften	>	Gift ... nicht giftig jetzt, aber früher war das giftig
18	göttlich	>	Gott
19	weiblich	>	Weib
20	kindlich	>	Kinder
21	Ziehharmonika	>	Zieh
22	Einkaufskorb	>	Einkaufsturm
23	Revolver	>	Relover
24	Kirsche	>	Kirche
25	Wassermelone	>	Wasser-lem, melode
26	Esel	>	['ɪndəs]
27	Bulle	>	[mu:ta]
28	Mantel	>	['dɪnə]
29	Wanne	>	['mutər]
30	Egge	>	[daine'laints]
31	Uhr	>	[fʏrənt]

Quellen: Huber [1989]: 1–3; Peuser [1978]: 26–31; Stark & Stark [1991b]: 21–25; De Bleser & Bayer [1990]: 18–20; De Bleser & Bayer [1989]: 4–17

Lesesinnverstehen

Beim Verstehen von Schriftsprache (Lesesinnverstehen) können, ähnlich dem Verstehen auditiver Sprache, Schwierigkeiten auf der Graphem-, Wort- oder Satzebene bzw. in der Folge auf Textniveau auftreten. Man unterscheidet dann graphematische/phonologische, semantische, morphologische und syntaktische Störungen im Lesesinnverstehen.

Zusätzliche Symptome

Aphasiker haben neben den genannten aphasischen Symptomen oft weitere auf die Hirnschädigung zurückgehende Beeinträchtigungen, die sich auf die sprachliche Leistung mehr oder weniger auswirken und in Diagnose und Therapie zu berücksichtigen sind (Cramon & Zihl 1988, Prosiegel 1991, Denzler 1994, Goldenberg 1997):

- Sprechstörungen
- Apraxien
- Halbseitenlähmung
- Neglekt
- Sehausfälle
- Gedächtnis-, Wahrnehmungs- und Aufmerksamkeitsstörungen.

Da diese Störungen aber begleitend auftritt und nicht kausal oder in einer bestimmten Weise mit den aphasischen Beeinträchtigungen verbunden sind (Gerwig et al. 1993), werden sie hier nicht weiter ausgeführt.

Syndrome der Aphasie

> ! Aphasie manifestiert sich typischerweise in einer **Vielzahl von Symptomen**.

Jede aphasische Person zeigt ein spezifisches Muster von Symptomen und unterschiedlich erhaltene bzw. beeinträchtigte Leistungen (linguistisches Profil, Tesak 2005b). Eine grundlegende Frage der Aphasiologie ist daher, ob die Symptomkombinationen immer in ähnlicher Weise auftreten oder jeweils individuell ausgeformt sind.

Individualsyndrom

> ! Der Ansatz des **Individualsyndroms** (Steiner 2001, Tesak 2003, 2005b) postuliert, dass aphasische Symptome üblicherweise nicht isoliert auftreten. Typischerweise sind alle Modalitäten und alle linguistischen Ebenen betroffen und dies in individuell differierender Weise.

Um auf ein altes Diktum von Kurt Goldstein (1927, zit. n. Goldstein 1971:164) zurückzugreifen: „Man berücksichtige alle Erscheinungen, die ein Kranker bietet, und gebe zunächst keiner den Vorrang für die Beurteilung. Es gibt zunächst keine wichtigen, keine unwichtigen."

Daher versucht man, ein sog. **linguistisches Profil** (Tesak 2005b:29–64) zu erstellen: Jede aphasische Person weist ein individuelles Störungsmuster der Sprachverarbeitung auf, mit unterschiedlich ausgeprägten Stärken und Schwächen. Konsequenterweise geht man auch in der Diagnostik zu Einzelfallbeschreibungen über; dies ist in der Therapieplanung ohnehin unumgänglich (Tesak 2005b).

Die Gründe, warum dem Individualsyndrom aktuell der Vorzug zu geben ist, wird im Abschnitt „Diskussion des klassischen Syndromansatzes" näher dargestellt. Der neoklassische Ansatz wird hier dennoch relativ ausführlich dargestellt, weil er in vielen Kontexten weit verbreitet ist.

Neoklassischer Ansatz

Der neoklassischen Ansatz in der Aphasiologie geht auf das 19. Jahrhundert zurück, die „Gründerväter" sind Franz Joseph Gall (1758–1828), Pierre Paul Broca (1824–1880), Carl Wernicke (1848–1905) und Ludwig Lichtheim (1845–1928).

Angenommen wird, dass (in Abhängigkeit von der Läsion im Gehirn) immer ähnliche Symptomenbündel, sog. **aphasische Syndrome**, auftreten.

„Die Kombination der aphasischen Symptome [...] wird nicht in beliebiger Vielfalt beobachtet.

Vielmehr lassen sich [...] typische Störungsmuster erkennen [...]. Diese Syndrome bleiben in ihren wesentlichen Charakteristika konstant" (Huber et al. 1989:107).

Der neoklassische Ansatz manifestiert sich heue vor allem in der *Bostoner Schule* (vertreten durch Geschwind, Goodglass, Benson, Albert) und in deren Derivat, der *Aachener Schule* (Poeck). Trotz gemeinsamer Wurzeln und stark übereinstimmender Grundannahmen unterscheiden sich die beiden Zugänge in einzelnen Punkten.

! Bostoner und Aachener Schule postulieren, dass es möglich ist, über sog. **Leitsymptome** aphasische Personen in bestimmte Typen zu klassifizieren.

Bostoner Diagnoseschema

Bei der Bostoner Schule werden die Leitsymptome/Merkmale Flüssigkeit, Verstehensleistung und Nachsprechen herangezogen, um zu einer Klassifikation zu kommen. Mittels dieser 3 Merkmale und einer einfachen Gut/schlecht-Zuordnung lassen sich die unterschiedlichen Aphasiesyndrome unterscheiden.

Abb. **3** führt das Vorgehen der Bostoner Schule schematisch vor Augen. In ähnlicher Weise werden in verschiedenen Schulen die Aphasien nach einfachen und groben Kriterien eingeteilt. Obwohl im Detail unterschiedlich, stimmen die Beschreibungen der einzelnen Aphasiesyndrome in wesentlichen Grundzügen überein.

Aachener Klassifikationsschema

Ein Derivat der Bostoner Schule ist die Aachener Schule. Sie wird aufgrund ihrer Bekanntheit im deutschsprachigen Raum näher beschrieben. Im Aachener Aphasie Test (AAT; Huber et al. 1983) werden insgesamt 8 Syndrome unterschieden.

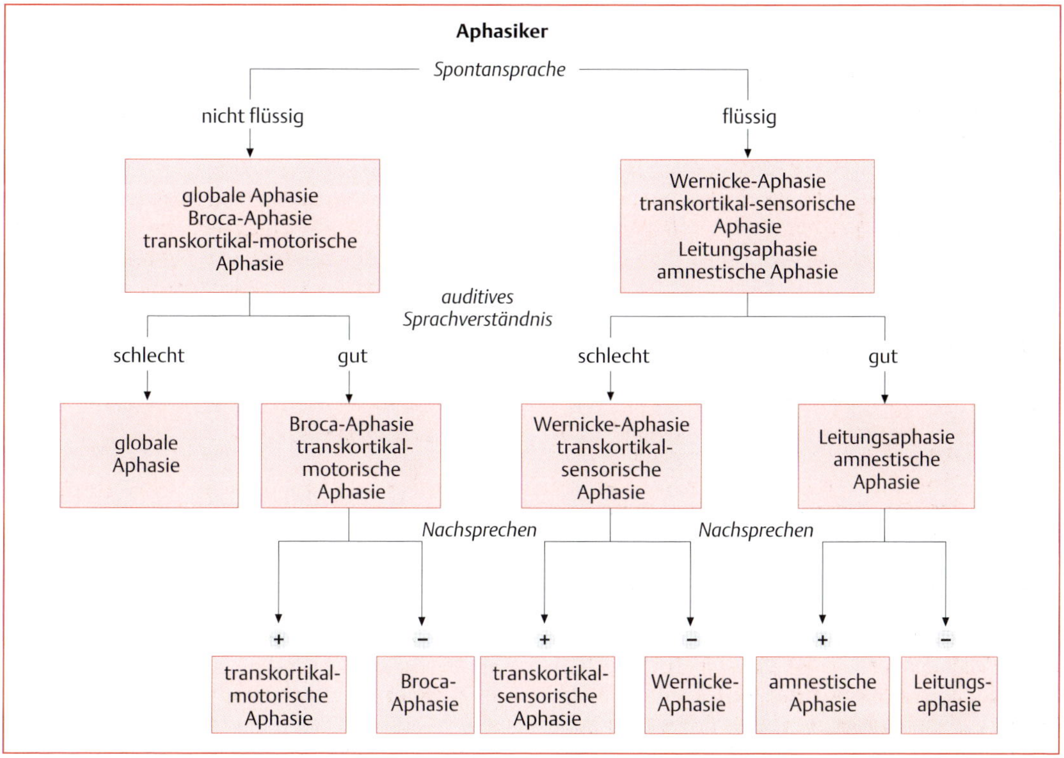

Abb. **3** Bostoner Diagnoseschema (nach Helm-Estabrooks & Albert 1991).

> **!** Die Aachener Schule teilt die Aphasien in Standard- und Nichtstandardsyndrome ein. Die Einteilung beruht auf bestimmten Leitsymptomen, insbesondere solche der Spontansprache, die bei gemeinsamem Auftreten zur Zuweisung zu einer Syndrombezeichnung führen. Standardsyndrome leiten ihren Namen von der angeblichen Häufigkeit ihres Auftretens her.

Die Gewichtung der Leitsymptome ist im Prinzip willkürlich, was man auch daran festmachen kann, dass bei der Broca-Aphasie im Deutschen der Agrammatismus die zentrale Größe ist, bei der Broca-Aphasie im Englischen die phonologische Störung. Die Darstellung der Standard- und Nichtstandardsyndrome erfolgt in Anlehnung an Huber et al. (1983, 1989).

Standardsyndrome

Die sog. Standardsyndrome sind:
- amnestische Aphasie
- Broca-Aphasie
- Wernicke-Aphasie
- globale Aphasie.

Amnestische Aphasie gilt als die leichteste Form einer Aphasie. Sie ist gekennzeichnet durch flüssige Sprache, relativ intakten Satzbau und relativ viele Wortfindungsstörungen, die sich in Umwegleistungen, Ersatzstrategien, Satzabbrüchen und semantischen und (seltener) phonematischen Paraphasien bei Inhaltswörtern manifestieren. Besonders auffällig treten die Wortfindungsstörungen im Benennen hervor. Anlauthilfen und semantische Hilfen sind wirksam. Das Sprachverstehen ist nur geringfügig beeinträchtigt. In der Folge ist auch die Kommunikation mit amnestischen Aphasikern nur relativ geringfügig eingeschränkt.

Personen mit **Broca-Aphasie** sprechen nichtflüssig, also langsam und stockend bzw. dysprosodisch. Sie zeigen Sprech- und Sprachanstrengung. Phonematische Paraphasien treten häufig auf; morphologische Aspekte sind beeinträchtigt. Auf der Satzebene sind agrammatische Erscheinungen typisch, neben Ein- und Zweiwortsätzen sind die Konstruktionen kurz, vereinfacht oder syntaktisch mangelhaft. Inhaltswörter sind relativ häufiger als Funktionswörter. Das Verständnis ist relativ gut erhalten, aber eingeschränkt bei Aufgabenstellungen, die differenziertes syntaktisches Verarbeiten verlangen (z. B. bei reversiblen Sätzen). Beim Schreiben treten graphematische Paragraphien und agrammatische Symptome auf. (Vor-)Lesen entspricht in etwa der Spontansprache. Häufig haben Broca-Aphasiker neben sprechapraktischen auch dysarthrische Probleme: Nivellierung der Sprachmelodie, skandierendes Sprechen, Phonationsprobleme, verwaschene Artikulation. Die Kommunikation ist in Abhängigkeit vom Schweregrad unterschiedlich gut möglich – je nach Verstehbarkeit des Geäußerten gelingt es unterschiedlich gut, Inhalte zu vermitteln. Das gute Sprachverstehen der Broca-Aphasiker erleichtert die Kommunikation.

Die Spontansprachproduktion der **Wernicke-Aphasie** ist flüssig, unter Umständen logorrhöisch, und durch phonematische und semantische Paraphasien bzw. Neologismen gekennzeichnet. Dies kann bis zur Erscheinung des Jargons führen. Auf der Satzebene treten paragrammatische Erscheinungen auf. Für den Kommunikationspartner ist es oft schwierig, dem Geäußerten zu folgen.

Im Verstehen haben Wernicke-Patienten große Schwierigkeiten auf der Ebene der Wortsemantik; besonders das Verstehen von Inhaltswörtern ist beeinträchtigt. Lese- und Schreibleistung sind entsprechend beeinträchtigt. Die Kommunikation ist interessanterweise, oberflächlich betrachtet, gut erhalten: Wernicke-Aphasiker können lange „Gespräche" führen; allerdings sind sowohl verstandene wie erfolgreich dem Kommunikationspartner vermittelte Inhalte selten, wodurch die Kommunikationsfähigkeit bei Wernicke-Aphasie als stark eingeschränkt gilt.

Die **globale Aphasie** gilt als die schwerste Form der Aphasie. Sie ist gekennzeichnet durch stark reduzierte Ausdrucksmöglichkeiten, häufig stehen nur mehr einzelne Wörter bzw. Sprachautomatismen zur Verfügung. Die Patienten neigen zur Perseveration. Sprachverständnis, Lesen und Schreiben sind stark beeinträchtigt. Insgesamt ist die Kommunikation mit globalen Aphasikern stark beeinträchtigt.

Nichtstandardsyndrome

Die sog. Nichtstandardsyndrome sind:
- Leitungsaphasie
- transkortikal-motorische Aphasie
- transkortikal-sensorische Aphasie sowie
- gemischte transkortikale Aphasie.

Im Unterschied zu den Standardsyndromen spielen im diagnostischen Prozess einzelne Leistungen im Vergleich eine herausragende Rolle: Beim speziellen Fall ist die im Verhältnis zu anderen Bereichen besser oder schlechter erhaltene Leistung im **Nachsprechen** relevant.

Die **Leitungsaphasie** ist gekennzeichnet durch flüssige Sprache mit vielen phonematischen Paraphasien. Wesentliches Zeichen im Unterschied beispielsweise zur Wernicke-Aphasie ist eine unverhältnismäßig schwere Störung im Nachsprechen, die umso stärker hervortritt, je länger die nachzusprechende Vorgabe ist.

Patienten mit **transkortikal-motorischer Aphasie** sprechen kaum oder gar nicht spontan, können aber mit guter Artikulation und intakter Syntax nachsprechen. Angeblich verstehen die Betroffenen recht gut und können laut lesen.

Patienten mit **transkortikal-sensorischer Aphasie** sprechen ähnlich wie Wernicke-Aphasiker mit vielen semantischen Paraphasien. Die Tendenz zur Echolalie in der Spontansprache hat eine Entsprechung in der herausragend gut erhaltenen Leistung beim Nachsprechen, das aufgrund der Sprachverstehensprobleme ohne Erfassung des Inhalts durchgeführt wird.

Die **gemischte transkortikale Aphasie** ist gekennzeichnet durch gute Nachsprechleistung bei nichtflüssiger Redeweise und geringer Sprachverstehensleistung.

Diskussion des neoklassischen Syndromansatzes

Der **neoklassische Syndromansatz** ist im deutschsprachigen Raum noch weit verbreitet. Angeblich meint man mit den Syndrombezeichnungen wesentliche Informationen über das Sprachverhalten eines Einzelnen vermitteln zu können, ohne die Symptome des Betroffenen im Einzelnen aufzählen zu müssen. Dieser angebliche Nutzen wird unter ökonomischen Gesichtspunkt gern betont (Kohn & Smith 1992:16 f, Goodglass 1993:216) und ist aus den medizinischen Notwendigkeiten (schnelle Kommunikation, rasche Zuordnung) geboren, trifft aber nicht die Realität der Aphasie. Unterstützt wird der neoklassische Ansatz durch vorliegende Diagnoseinstrumente. Wie Grohnfeldt (1993b:4) anmerkt, scheint die Beliebtheit des Syndromansatzes in den deutschsprachigen Gebieten mit der Verfügbarkeit des neoklassischen Aachener Aphasie Tests (Huber et al. 1983) zusammenzuhängen.

Die breite Verwendung des Syndromansatzes hat auch dazu geführt, dass ein großer Teil der aphasiologischen Forschung darauf beruht. Die Erkenntnisse stammen typischerweise aus Gruppenstudien, in denen Aphasiker eines bestimmten Syndroms mit anderen Syndromen, mit Sprachgesunden und mit Hirngeschädigten ohne Aphasie verglichen werden. Wir wissen beispielsweise viel über „die Symptomatik des Broca-Aphasikers" oder „des Wernicke-Aphasikers".

Im Verlauf der Geschichte hat es viele Klassifikationsversuche gegeben, die auf dem Syndromansatz aufbauten und mehr oder weniger ähnliche Systeme erzeugten (Benson & Ardila 1996:111–120). Daraus kann man allerdings nicht ableiten, dass wir es mit „naturgegebenen" Größen zu tun haben. Alle Klassifikationssysteme sind theorie- und zeitgebunden und es ist eindeutig eine Schwäche des neoklassischen Ansatzes in der Aachener Ausformung, diesen Aspekt zu ignorieren (cf. Tesak 2006).

Wie sich zeigt, gibt es erhebliche **Unterschiede in den Auffassungen** darüber, in welchem Umfang die klassischen Syndrome überhaupt auf die Aphasien anwendbar sind. Wesentlich für den Syndromansatz müsste sein, dass er möglichst viele aphasische Betroffene umfasst. Poeck (1981, 1983) sowie Helm-Estabrooks & Albert (1991) geben an, dass sich zirka 80% aller Aphasiker nach Schlaganfall „ohne Zwang wohldefinierten Untergruppen zuordnen lassen" (Poeck 1981:107). Andere wiederum sehen weniger als die Hälfte (Goodglass 1981) oder gar nur 20–30% der Fälle (Albert et al. 1981) als klassifizierbar an. Damit sind 2 Problemkreise angeschnitten, die in Kapitel 3 noch Thema näherer Erörterungen sein werden:

- Zum einen ist der Syndromansatz in der Aachener Ausformung – wenn überhaupt – nur für Schlaganfallpatienten mit kortikalen Läsionen geeignet, aber für andere ätiologische Gruppen wie traumatische, subkortikale oder demenzielle Aphasien nicht geeignet.
- Ebensowenig lässt sich der neoklassische Ansatz auf Aphasien bei Kindern oder Jugendlichen anwenden.

! Ein großer Teil der auftretenden Aphasien lässt sich nicht in die klassischen Syndrome einteilen.

Das größere Problem ergibt sich für den Syndromansatz allerdings aus folgender in vielen Untersuchungen gezeigten Tatsache:

!

Die Syndrome sind in sich äußerst **heterogen**: Obwohl 2 aphasische Personen das gleiche Syndrometikett erhalten, kann die aphasische Symptomatik bei ihnen dennoch ganz unterschiedlich aussehen.

Die Problematik teilt sich in 3 miteinander verbundene Aspekte.

- Zum einen gibt es Berichte, die aus der klassischen Syndromsicht „seltsame" Symptomkombinationen enthalten, beispielsweise Broca-Aphasiker ohne Agrammatismus (Goodglass 1993:217) oder flüssig sprechende Broca-Aphasiker (Kolk et al. 1985).
- Der 2. Problembereich betrifft die Frage, ob charakteristische Symptome auch notwendige Symptome für ein bestimmtes Syndrom sind. Unklar ist beispielsweise, ob Sprachautomatismen notwendigerweise vorliegen müssen, um eine globale Aphasie diagnostizieren zu können (Wallesch & Kertesz 1993:105 f).
- Drittens zeigte es sich, dass die allgemeinen Symptome zu ungenau sind und weiterer Präzisierung bedürfen. Die grobe Einteilung in gutes und schlechtes Verständnis bzw. gutes und schlechtes Nachsprechen ist viel zu undifferenziert. Das Symptom Agrammatismus beispielsweise ist selbst eine Art Syndrom und die einzelnen agrammatischen Symptome können allein oder in verschiedenen Kombinationen auftreten (Tesak 1991). Dies wurde vor allem deutlich, als die aphasische Symptomatik verstärkt mit linguistischen und psycholinguistischen Mitteln untersucht wurde.

Diese Sachlage hat in verschiedenen Bereichen (Klassifikation, Methodik, Modellbildung) **Reaktionen** ausgelöst.

- Die Syndromanhänger beginnen, die **Klassifikationen bzw. Syndrome noch weiter zu unterteilen**:
  Beispielsweise unterscheiden Benson & Ardila (1996:127 f) Broca-Aphasie Typ I und Typ II sowie Wernicke-Aphasie Typ I und Typ II. Huber et al. (1989) trennen gar 4 Typen globaler Aphasie: Standardtyp, iterativen Typ, neologistischen Typ und stereotypen Typ. Damit kommt es u. a. zu dem terminologisch verwirrenden Sachverhalt, dass es Standardtypen der Standardsyndrome und Nichtstandardtypen der Standardsyndrome geben soll.
- Die Annahme eines **Individualsyndroms** ist eine logische Konsequenz aus dieser aktuellen Sachlage, denn die neoklassischen Syndrome haben nur geringen praktischen Wert:
  Die „Syndrome [helfen] bei einer Therapieplanung nicht weiter, da immer die Symptome und deren Auswirkungen auf den Alltag im Vordergrund der Therapie stehen" (Schöler & Grötzbach 2002:33).
- Mit der kritischen Betrachtung der Syndrome hat sich auch die **Methodologie** des Zugangs zur Erforschung der Aphasien verändert (Caramazza & Martin 1983; Shallice 1988:1–37; Kelter 1990:14–35; Caplan 1991):
  Ganz allgemein sind **Einzelfallstudien** in den Vordergrund getreten und ergänzen die Gruppenstudien bzw. haben diese weitgehend abgelöst. Denn es hat sich gezeigt, dass sich die unter eine Syndrombezeichnung gefassten Aphasiker so stark unterscheiden, dass die durchschnittlichen Ergebnisse einer solchen Gruppe nicht aussagekräftig sind für einen als diesem Syndrom zugehörig klassifizierten Patienten. Gruppenstudien finden jetzt üblicherweise nur auf der Ebene „Aphasie" statt, indem man Schlaganfallpatienten mit Aphasie mit Patienten ohne Aphasie vergleicht.
- Unter dem Ansatz der **linguistischen Aphasiologie** bzw. der **kognitiven Neuropsychologie** versucht man, das Sprachverhalten aphasischer Patienten über den Bezug auf Modelle der Sprachverarbeitung bei Sprachgesunden zu erfassen. Dieser Zugang, kombiniert mit Einzelfallstudien, hat dazu geführt, die aphasische Symptomatik isoliert, ohne Bezugnahme auf Syndrome, zu erfassen. Dadurch wurde es möglich, zu einem besseren Verständnis der aphasischen Symptome zu gelangen.

Kommentar & Literaturhinweise

Ein Verständnis der aphasischen Symptome ist immer noch die beste Voraussetzung für traditionelles therapeutisches Handeln. Eine differenzierte Erfassung der Symptomatik ist auch der Ausgangspunkt, um Abweichungen und Störungen in gewissen Sinne verstehen zu können.

Der neoklassische Syndromansatz ist theoretisch und praktisch überholt. Wer sich die Geschichte der Aphasie sowie aktuelle Entwicklungen vor Augen führt, wird verstehen, warum das so ist (Tesak 2005a, 2006). Ich selbst halte den Ansatz des **Individualsyndroms** für sinnvoll, weil die Erstellung von individuellen Leistungsprofilen aktuell die beste Möglichkeit ist, eine Basis für die Therapie zu schaffen.

3 Ursache und Lokalisation der Aphasie

Bis zum heutigen Zeitpunkt ist die Neurologie nicht in der Lage, die pathophysiologischen Grundlagen der Aphasien aufzuklären.
Wallesch 1988:169

Die Zuordnung einzelner Aphasietypen zu eindeutig lokalisierten Hirnläsionen ist sehr unsicher und variabel.
Kessler et al. 2003:47

3 Ursache und Lokalisation der Aphasie

Die Ursache der Aphasie ist eine Hirnschädigung. Bevor diese näher erläutert werden kann, werden einige für das Folgende relevante Merkmale des Gehirns vorgestellt.

Gehirnaufbau und -funktion

Aufbau

Das menschliche Gehirn lässt sich in verschiedene Teile unterteilen. Typischerweise unterscheidet man Hirnstamm, Kleinhirn (Zerebellum), Zwischenhirn (Dienzephalon) und Großhirn (Zerebrum). Für unsere Zwecke ist vor allem das **Großhirn** von Interesse. Das Großhirn besteht aus 2 spiegelbildlichen Hälften oder Hemisphären, die durch eine tiefe Furche getrennt und in der Tiefe durch den sog. Balken (Corpus callosum) verbunden sind. Die Außenseite des Großhirns wird von einer vielfältig gewundenen und gefurchten Oberfläche gebildet, von der Großhirnrinde (Neokortex). Aufgrund der starken Furchungen ist nur ca. ein Drittel der Großhirnrinde sichtbar.

Jede Hemispähre kann man in 4 **Hirnlappen** einteilen: Frontallappen (Stirnlappen), Parietallappen (Scheitellappen), Temporallappen (Schläfenlappen) und Okzipitallappen (Hinterhauptlappen). Dazu kommt noch die sog. Insel (insula), die – nach innen gefaltet – von außen nicht sichtbar ist. Abb. **4** zeigt die genannte Einteilung schematisch.

Die Lappen selbst gliedern sich (wie die gesamte Großhirnrinde) in Läppchen (Lobuli), Windungen (Gyri) und Furchen (Sulci). Wichtige Orientierungspunkte sind der Sulcus lateralis

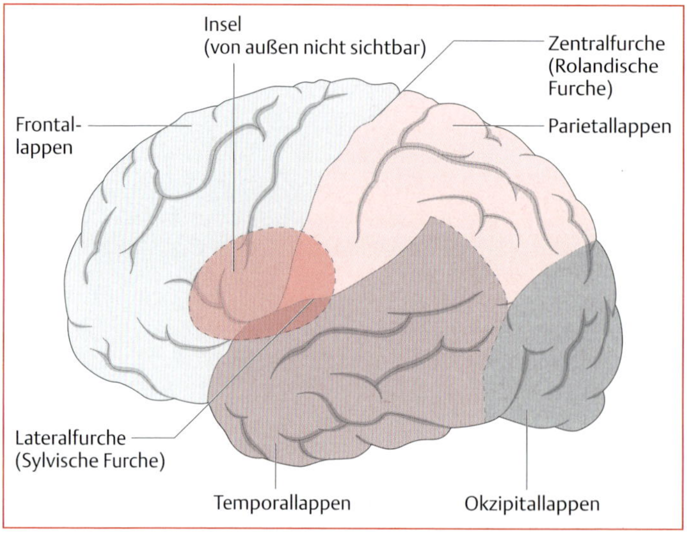

Abb. **4** Lappen und Furchen des menschlichen Großhirns.

(Sylvische Furche, Fissura Sylvii oder Lateralfurche) und der Sulcus centralis (Rolandische Furche, Fissura Rolandi oder Zentralfurche), die Frontal-, Temporal- und Parietallappen voneinander trennen. In Abb. **5** sind wichtige Teile der kortikalen Oberfläche der linken Hemisphäre eingezeichnet.

Die Hirnrinde besteht aus grauer Substanz mit einer variierenden Dicke von 1,5 – 5 mm. Jede Hemisphäre enthält darunter im sog. Marklager weiße Substanz, die aus Nervenfasern und Stützsubstanz besteht. Die Nervenfasern bzw. Nervenbündel stellen Verbindungen zwischen teilweise weit entfernten Rindengebieten her. Für unsere Zwecke wichtige Faserbündel sind in Abb. **6** angedeutet.

Wichtig für die Betrachtung der Aphasien ist die arterielle **Blutversorgung** des Gehirns bzw. der Hemisphären, die über die inneren Kopfschlagadern und die Wirbelschlagadern erfolgt.

- Die innere Kopfschlagader (A. carotis interna) teilt sich in 2 Teile:
  - vordere Hirnschlagader (A. cerebri anterior)
  - **mittlere Hirnschlagader** (A. cerebri media),

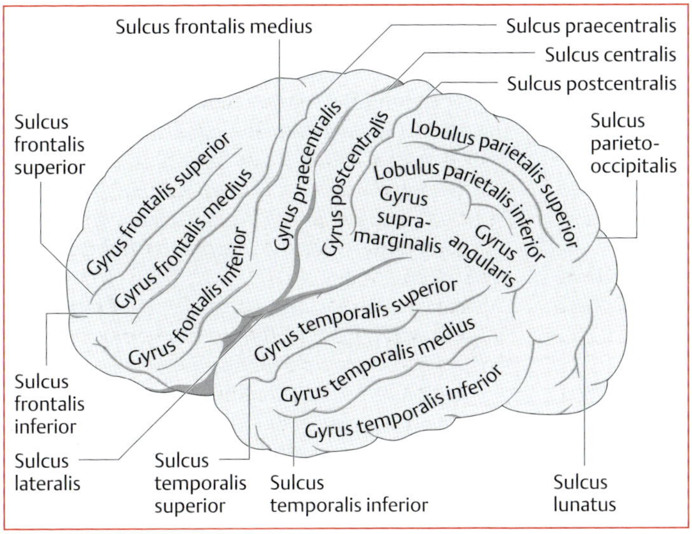

Abb. **5** Einteilung der linken Hemisphäre (nach Duus 1995).

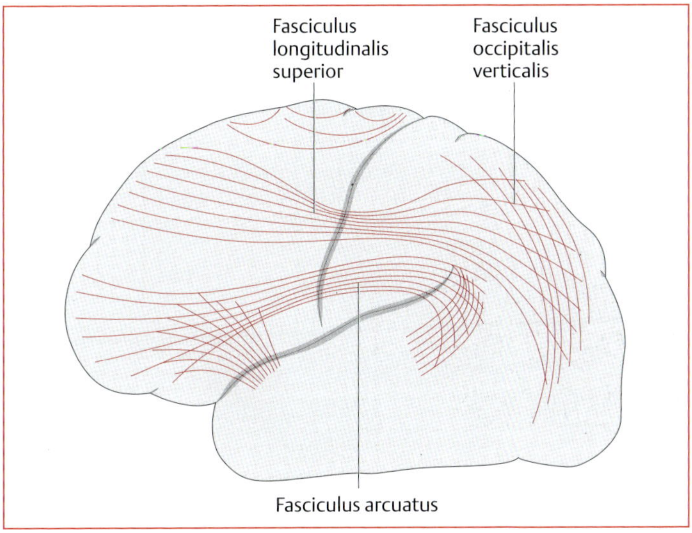

Abb. **6** Wichtige Faserbündel des Großhirns.

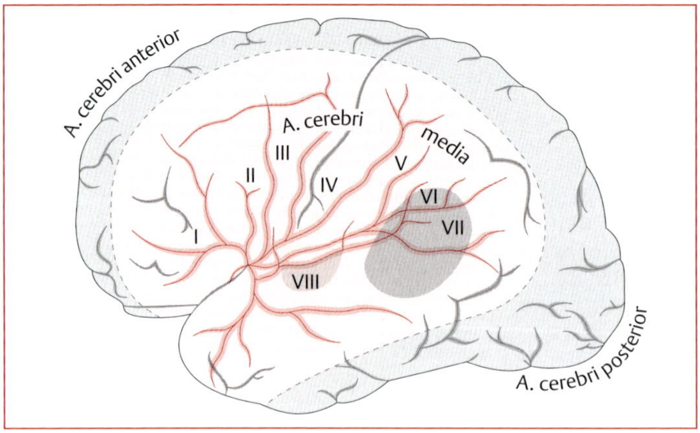

Abb. **7** Versorgungsgebiete der A. cerebri media:
I A. orbitofrontalis
II A. praerolandica
III A. rolandica
IV A. parietalis anterior
V A. parietalis posterior
VI A. angularis
VII A. temporalis posterior
VIII A. temporalis anterior

die den größten Teil der seitlichen Hirnoberfläche mit Blut versorgt. Die mittlere Hirnschlagader selbst teilt sich weiter in verschiedene Arterien.

- Die hintere Hirnschlagader (A. cerebri posterior) geht aus der Wirbelschlagader (A. vertebralis) hervor.

Die Versorgungsgebiete der genannten 3 Hirnschlagadern und die weitere Verästelung der mittleren Hirnschlagader zeigt Abb. **7**.

Lokalisation bzw. Repräsentation von Funktionen

Seit Franz Joseph Gall (1758 – 1828) ist es üblich, bestimmten Teilen des Gehirns bzw. des Kortex bestimmte Leistungen zuzuschreiben. Man spricht in diesem Zusammenhang von der **Hemisphärenspezialisierung** oder Lateralisation höherer Hirnleistungen. Eine grobe Übersicht der den Hemisphären zugeschriebenen Leistungen zeigt Abb. **8**.

Neben diesen groben Zuordnungen im Hinblick auf die Hemisphären schreibt man bestimmten Bereichen des Kortex spezielle Relevanz im Hinblick auf bestimmte Aufgaben haben (Abb. **9**).

Entlang der Zentralfurche unterscheidet man:

- die primären motorischen Rindenfelder im Gyrus praecentralis – sie steuern die Willkürbewegungen auf
- die primären sensorischen Rindenfelder im Gyrus postcentralis – sie verarbeiten zuerst die somatischen Reize, ebenfalls von der jeweils anderen Seite des Körpers.

Im Okzipitallappen findet sich die primäre visuelle Verarbeitung statt, im einem Teil des Temporallappens erfolgt das primäre Verarbeiten von Gehörtem. Planen, Antrieb und Denken werden dem frontalen Bereich des Gehirn zugeschrieben. Vor dem motorischen Rindenfeld beispielsweise befindet sich die supplementär-motorische Region, die für die Initiierung motorischer Aktivität wichtig ist.

Seit dem 19. Jahrhundert ist es üblich, der Sprache einen Platz in der linken Hemisphäre zuzuweisen. Die sog. **Sprachzentren** sollen sich in der Region um den Sulcus lateralis, der sog. perisylvischen Region, befinden, wobei vor allem das sog. Broca-Gebiet und das sog. Wernicke-Gebiet

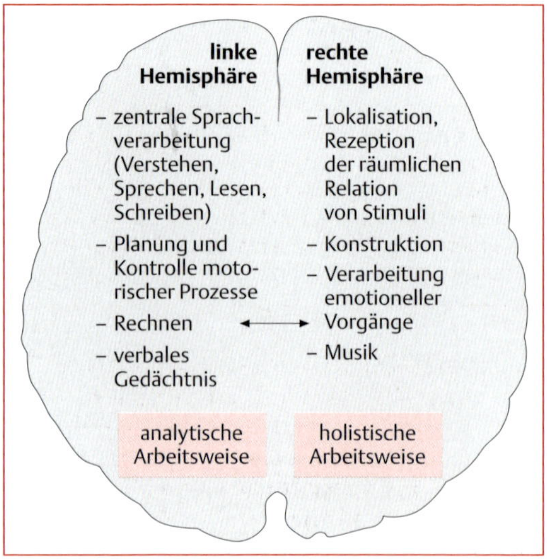

Abb. **8** Hemisphärenspezialisierung (nach Benke et al. 1988).

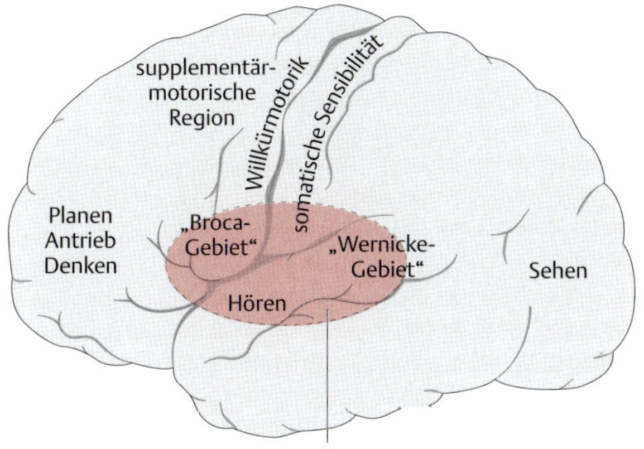

Abb. **9** Lokalisation von Hirnfunktionen.

genannt werden: Das Broca-Gebiet befindet sich am Fuße der 3. Stirnhirnwindung (Gyrus frontalis inferior), das Wernicke-Gebiet im hinteren Drittel der ersten Schläfenhirnwindung (Gyrus temporalis superior). Je nach Ansicht werden noch der Gyrus angularis bzw. die gesamte perisylvische Region als für die Sprachverarbeitung relevant dazugezählt, wobei in unterschiedlicher Weise „das Sprachzentrum" (Huber et al. 1991:16), „die Sprachzentren" oder die „Sprachregion" (Poeck 1994:134) genannt werden.

Die postulierten sprachrelevanten Regionen befinden im Versorgungsgebiet der mittleren Hirnschlagader.

Ätiologie – Ursachen der Aphasie

Die neoklassische Lehrmeinung (Typ Boston, Aachen) postuliert, dass eine Aphasie durch eine plötzlich auftretende und umschriebene fokale Hirnläsion der Großhirnrinde der linken Hemisphäre verursacht wird.

! Als häufigste, plötzlich auftretende Ursache von Aphasien gilt der **Schlaganfall** oder Hirnschlag (apoplektischen Insult). Dieser beruht meistens auf einem **linkshemisphärischen ischämischen Hirninfarkt**, weitere Auslöser sind Hirnblutungen und Subarachnoidalblutungen.

Hirninfarkte sind Durchblutungsstörungen im Gehirn (zerebrale Ischämien) von hirnzuführenden oder von Hirnarterien selbst. Dabei sterben Gewebsbezirke ab, werden also nekrotisch; Ursachen für die Durchblutungsstörungen sind Thrombosen (lokale Gerinnselbildungen) oder Embolien (verschlepptes thrombotisches Material).

Bei den sog. Territorialinfarkten ist das Versorgungsgebiet eines oder mehrere Äste einer Hirnarterie betroffen. Typischerweise sind bei Aphasie die linkshemisphärische A. cerebri media und ihre Äste (besonders A. praerolandica und A. temporalis posterior) betroffen.

Neben Schlaganfällen, die in 65–80% die Aphasien verursachen, sind **weitere Ätiologien** (Poeck 1981:99):

- Hirnverletzungen (Schädel-Hirn-Traumata)
- Hirntumoren
- Atrophien
- Hirnentzündungen (Enzephalitis) oder
- diffuse, degenerative Hirnerkrankungen.

Bei manchen dieser Ätiologien ist es fraglich, inwieweit sie das Kriterium des plötzlichen Auftretens bzw. der umschriebenen Läsion erfüllen. Es ist daher nicht unüblich, ausschließlich Aphasien nach Schlaganfall mit zerebrovaskulärer Ursache als „echte", typische Aphasien zu betrachten. Da auch traumatisch bedingte Aphasien einen abrupten Beginn haben, werden oft zerebrovaskuläre und traumatische Aphasien zusammen als prototypisch betrachtet. Bei Betroffenen, deren Aphasie auf keinen Schlaganfall zurückgeht, ist es nützlich, die Ätiologie beizufügen (z. B. traumatische oder demenzielle Aphasie).

Neben der Ätiologie ist für den neoklassischen Ansatz vor allem der Ort der Hirnschädigung (Läsion) wichtig.

Generell scheint sich ein **Aphasiebegriff** zu entwickeln, der eher **allgemein** zu verstehen ist und über die engen Grenzen der neoklassischen Ansichten hinausgeht.

Syndrome und Lokalisation

Für die typischen zerebrovaskulär bedingten Aphasien nimmt man der neoklassischen Lehrmeinung folgend an, dass „den unterschiedlichen aphasischen Syndromen [...] eine differenzielle Lokalisation in der sprachdominanten Hemisphäre [entspricht]" (Huber et al. 1989:107). Diese Beziehung zwischen Ort der Läsion und daraus folgendem Syndrom (Abb. **10**) soll im Folgenden anhand der oben bereits vorgestellten Syndrome dargestellt und diskutiert werden.

Die **Lokalisation der Syndrome** erfolgt in Anlehnung an Helm-Estabrooks & Albert (1991: 19–33), Hegde (1994:107–144), Huber et al. (1989) und Wallesch & Kertesz (1993). Läsionsangaben beziehen sich immer auf die linke Hemisphäre.

Große, die gesamte perisylvische Region umfassende Läsionen, die auch tief in die weiße Substanz hineinreichen, führen zu sog. **globaler Aphasie**. Typischerweise ist der Hauptstamm der A. cerebri media betroffen und damit das gesamte Versorgungsgebiet der mittleren Hirnschlagader.

Die Läsionen der sog. **Broca-Aphasie** sollen typischerweise im Versorgungsgebiet der A. praerolandica bzw. der vorderen Äste der mittleren Hirnschlagader liegen. Die Läsionen sollen im suprasylvischen, prärolandischen Bereich situiert sein, wobei das Broca-Gebiet beteiligt sein kann, aber nicht muss. Typischerweise sind die Läsionen relativ groß. Sie können auch untere Teile des motorischen Rindenfeldes umfassen bzw. reichen vom Broca-Gebiet ins Marklager des Stirnhirns bzw. betreffen auch die Insel.

Die sog. **Wernicke-Aphasien** sollen durch Läsionen im Schläfenlappen verursacht sein. Betroffen seien primär das hintere Drittel der 1. Temporalwindung (Gyrus temporalis superior), der ja auch als Wernicke-Gebiet bekannt ist. Dies ist das Versorgungsgebiet der A. temporalis posterior.

Die sog. **amnestische Aphasie** hat die unklarste Zuordnung zu einer bestimmten Stelle: Die Läsionen sollen retrorolandisch im hinteren Bereich des Temporallappens oder im unteren Bereich des Parietallappens liegen. Nicht untypisch seien auch Läsionen des Gyrus angularis oder der temporoparietalen Grenzgebiete.

Die sog. **Leitungsaphasie** wird im Bereich des Gyrus supramarginalis oder des unteren Parietallappens bzw. in der weißen Substanz unter dem Gyrus supramarginalis lokalisiert, was dem Fasciculus arcuatus entspricht, der Wernicke- und Broca-Gebiet miteinander verbindet.

Die **transkortikal-motorische Aphasie** wird mit 2 typischen Läsionsorten in Verbindung gebracht: Zum einen sollen die Läsionen im Frontallappen anterior zum Broca-Gebiet liegen, zum anderen den supplementär-motorischen Kortex betreffen.

Die **transkortikal-sensorische Aphasie** wird immer wieder mit Läsionen im hinteren temporoparietalen Bereich unter strikter Ausgrenzung der Wernicke-Region in Beziehung gesetzt. Vonseiten der Hirnarterien ist es das Grenzgebiet zwischen der mittleren und der hinteren Hirnschlagader (A. cerebri media, A. cerebri posterior).

Zum Verständnis des Syndromansatzes (in der Aachener Schule) sind noch die folgenden Aussagen relevant:

- „Die aphasischen Syndrome [...] sind in der Tat Artefakte, hervorgerufen durch die Verteilung der Gefäßversorgung in der Sprachregion. Sie sind sehr nützliche Artefakte [sic!], weil die Verteilung der Gefäße sehr geringe interindividuelle Variationen zeigt und weil [...] Patienten mit Aphasie nach (ischämischem) Schlaganfall sich ohne Zwang [sic!] wohldefinierten Untergruppen zuordnen lassen, die 80% aller Aphasien ausmachen" (Poeck 1981: 106 f).
- „Die übrigen 20% sind Patienten mit intrazerebralen Blutungen, Hirntumoren, Hirnabszessen oder Verletzungen, oder es sind Patienten mit diffusen entzündlichen oder degenerativen Hirnerkrankungen" (Poeck 1981:99).

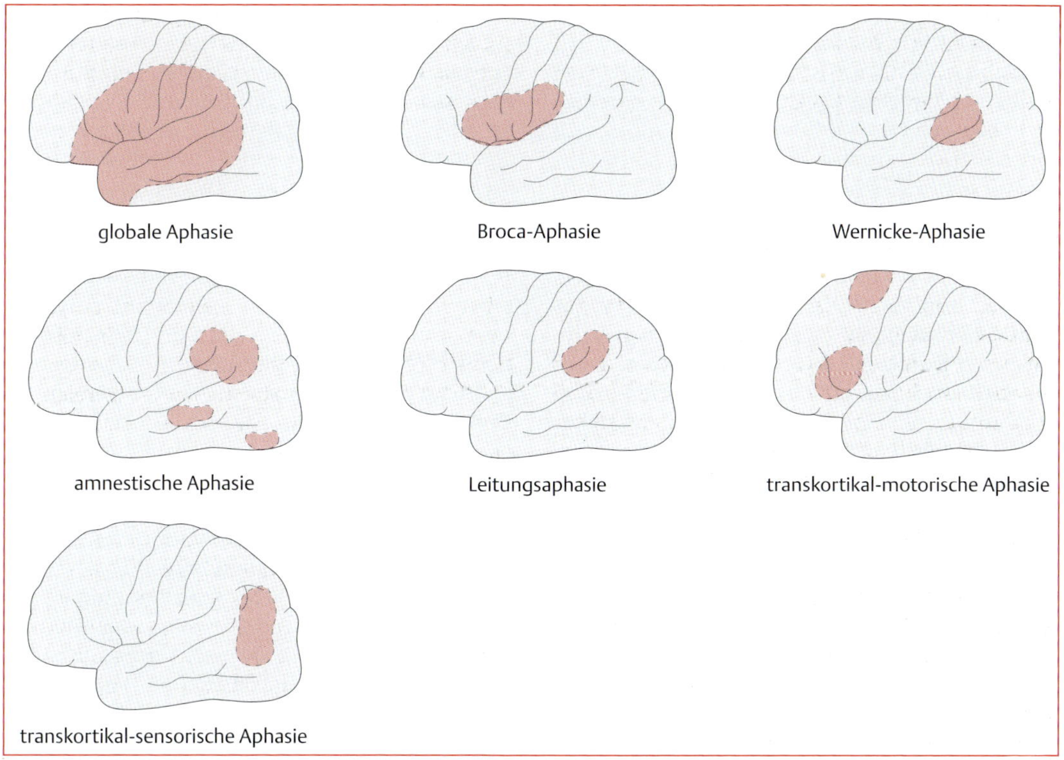

Abb. **10** Angebliche Lokalisation der Syndrome der neoklassischen Lehrmeinung.

Probleme des neoklassischen Ansatzes

Die Grundannahmen des Syndromansatzes (für Rechtshänder) sind in ihrer Logik sehr einfach und oberflächlich gut nachzuvollziehen. In der Großhirnrinde der linken Hemisphäre gibt es eine **Sprachregion** und wenn diese Sprachregion physischen **Schaden** genommen hat, führt das zu einer Aphasie und je nach Ort der Läsion kommt es zu einem bestimmten **Syndrom**. Da der Ansatz ursprünglich von lokalisierbaren (Sprach-)Zentren und deren Verbindungen (Konnektionen) ausging, spricht man auch von **Lokalisationismus** oder **Konnektionismus**.

Der konnektionistische Ansatz war von Beginn an heftiger **Kritik** ausgesetzt (cf. Tesak 2005a). Vor allem vonseiten des sog. **Holismus** wurde immer wieder betont, dass das Gehirn als Ganzes zu betrachten sei und dass einzelne Leistungen unmöglich im Gehirn präzise zu lokalisieren sei. Ohne diese umfangreiche und interessante Diskussion weiterverfolgen zu können, sei im Folgenden auf Ergebnisse verwiesen, die zurzeit die Gültigkeit des neoklassischen Syndromansatzes sehr stark relativieren.

Die bereits genannten Gründen der Heterogenität der Syndrome, der Unklarheit über notwendige Merkmale und der Unbestimmtheit einzelner Symptome führen logischerweise zum Ansatz des Individualsyndroms, das sich aber primär auf die Verhaltensseite bezieht. Weitere Problembereiche für den neoklassischen Ansatz ergeben sich, wenn man die neurologische Seite näher betrachtet.

Unbestritten ist, dass linkshemisphärische Läsionen bei Rechtshändern viel häufiger zu aphasischen Symptomen führen als Läsionen der rechten Hemisphäre (z. B. Russel & Espir 1961, Kimura 1983; Lecours et al. 1983). Allerdings können auch rechtshemisphärische Läsionen bei Rechtshändern zu sog. **gekreuzten Aphasien** führen (Coppens & Robey 1992). Man spricht von gekreuzten Aphasien dann, wenn die Ausformung der aphasischen Symptomatik deutlich und stark ausgeprägt ist. Diese Einschränkung ist wichtig, weil es sich gezeigt hat, dass auch rechtshemisphärische Läsionen zu Sprachauffälligkeiten führen können, die echter aphasischer Symptomatik ähnlich sein können, aber typischerweise nicht so stark ausgeprägt sind wie bei Aphasie (Caplan 1987:355 ff).

Lecours et al. (1985) relativieren die Annahme, dass die Sprachregion in der linken Hemisphäre (wie oben beschrieben) liegt. Sie rechnen hoch, dass für drei Viertel der Menschheit diese Annahme wohl nicht zutreffen kann, weil diese Menschen entweder **beid- oder rechtsseitig für Sprache lateralisiert** sind. Als **Ausnahmen** werden folgende Gruppen beschrieben: Kinder, Linkshänder, Analphabeten, Mehrsprachige, Sprecher von Tonsprachen, Schreiber von Nichtalphabetschriften. So sind denn auch Aphasien bei Menschen der genannten Gruppe (trotz „passender" Ätiologie) oftmals untypisch im Sinne der klassischen Lehrmeinung: viel mehr rechtshemisphärische Läsionen bei Aphasikern, untypische Symptomkombinationen, intakte Sprachregion laut Lehrbuch und dennoch aphasische Symptomatik und Ähnliches mehr.

Untersuchungen an klar ausgeformten Syndromen zeigen klar, dass die **Korrelation zwischen Syndrom und Läsion mehr Wunschdenken** als Realität ist:

- De Bleser (1988:182) untersuchte mittels Computertomographie Läsionen in 46 Aphasikern und kam zum ernüchternden Ergebnis: „Keine Korrelationen waren ohne Ausnahme. In einigen Fällen, wie bei der Broca-Aphasie, waren die Ausnahmen so häufig wie der erwartete Regelfall" (Übers. d. Autors).
- In ähnlicher Weise und mit ähnlichen Ergebnissen zeigen Caplan & Vanier (1990) in einer Untersuchung von 20 agrammatischen Broca-Aphasikern, dass große Unterschiede im Hinblick auf die im CT erkennbaren Läsionen bestehen: große, das gesamte Sprachgebiet umfassende, perisylvische Läsionen in der Insel und im Fasciculus arcuatus, beides Gebiete, deren ausschließliche Läsion bisher nicht mit Broca-Aphasie assoziiert wurde.
- Gegen eine klare Zuordnung von Läsion und Syndrom spricht auch, „dass jede umschriebene Großhirnverletzung mit einer vollständigen Restituiton sprachlicher Leistungen vereinbar ist" (Wallesch 1988:167). In Basso et al. (1985) wird beispielsweise von 3 rechtshändigen Personen berichtet, die trotz nachweislich lädierten Sprachregionen keine Aphasie hatten.

Verkompliziert wird die Sachlage durch Ergebnisse von Studien mit **bildgebenden Verfahren**, die nicht nur untergegangenes Gewebe wie in der Computertomographie zeigen, sondern metabolische Veränderungen oder Veränderungen im regionalen zerebralen Blutfluss im Gehirn bzw. Teilen davon nachweisen können: Mit Methoden wie PET und SPECT ist es möglich, die Aktivität des Gehirns in Ansätzen „sichtbar" zu machen.

Wie nun PET-Studien gezeigt haben, können bestimmte fokale Läsionen (wie im CT sichtbar) im Vergleich zum gesunden Gehirn metabolische Veränderungen in ganz anderen, oft weit entfernten Teilen des Gehirns verursachen (cf. Metter 1995). Bei aphasischen Personen mit linkshemisphärischen Läsionen kann das so weit gehen, dass auch **rechtshemisphärische Bereiche veränderte Aktivationsmuster** zeigen. Die Auswirkung fokaler Hirnläsionen auf andere, anatomisch intakte Bereiche des Gehirns ist in einer auf der Anatomie bzw. deren partiellem Untergang basierenden Theorie wie der klassischen Lehrmeinung nur schwer zu integrieren.

Mit den genannten Problemen und Ergebnissen stellt sich natürlich auch die Frage nach den Sprachzentren bzw. Sprachregionen in bestimmten kortikalen Regionen der linken Hemisphäre. Wesentliche Unterstützung erhielt die Hypothese der Sprachzentren natürlich aus der Aphasieforschung: Wenn die Läsionen bestimmter Regionen im Gehirn tatsächlich regelmäßig zu Sprachstörungen führen, dann ist zu vermuten, dass die lädierten Gebiete für die Sprachverarbeitung relevant sind.

Ein Problem für die Annahme kortikaler Sprachzentren ist sicherlich auch die inzwischen klar nachgewiesene Tatsache, dass auch subkortikale Läsionen zu Sprachstörungen – also „kortikaler" Symptomatik – führen können: Helm-Estabrooks & Albert (1991) listen neben 7 „kortikalen" Syndromen bereits 4 „subkortikale" Aphasiesyndrome, deren Läsionen im Bereich der Basalganglien, des Thalamus und des Hypothalamus liegen und deren Symptomenbündel manchmal ähnlich den kortikalen Aphasien sein können (Crosson 1992). Es stellt sich die Frage, ob subkortikale Strukturen bei Schädigung nicht einfach (ähnlich den oben beschriebenen Distanzwirkungen) darüber liegende oder mit ihnen verbundene kortikale Strukturen indirekt beeinflussen (cf. Caplan 1987:370–402).

Eine weitere relevante Tatsache ist, dass Aphasien sich im Lauf der Zeit verändern. Es ist hier weniger das Problem, dass sich akute Aphasien von den chronischen Aphasien unterscheiden, insofern bei ersteren keine klaren Syndrome und sich rasch verändernde symptomatologische Zustände auftreten und erst bei zweiteren Syndrome und stabile symptomatologische Verhältnisse vorliegen. Von größerer Bedeutung ist das Phänomen des **Syndromwandels** (Leischner 1987:127 – 132), bei dem sich bei gleich gebliebener neurologischer Problematik die Symptome so stark verändern, dass aufgrund der Symptomatik eine andere Syndromzuordnung notwendig wird. Dies ist mit der statischen Auffassung der Beziehung Syndrom/Läsion in der klassischen Lehrmeinung nicht (oder nur sehr schwer) vereinbar.

Insgesamt muss man zurzeit den neoklassischen Syndromansatz und seine Implikationen äußerst skeptisch betrachten. Zwar werden die Syndrome und damit die dahinter stehenden Annahmen immer noch verwendet, doch werden diese der Sachlage der Aphasie nicht gerecht.

Sprachverarbeitung im Gehirn

Wenn man die Verarbeitung von Sprache im Gehirn unter rein aphasiologischem Gesichtspunkt betrachtet, sind verschiedene grundlegende Befunde zu berücksichtigen.

- Faktum ist, dass die Schädigung bestimmter Hirnregionen (vor allem die perisylvischen Gebiete der linken Hemisphäre) statistisch gesehen wesentlich häufiger zu Aphasien führt als die Schädigung anderer Regionen. Über die eher allgemeine Zuordnung von linkshemisphärischen Läsionen und Aphasien lassen sich aber keine klaren Beziehung zwischen bestimmten Hirnläsionen und den daraus entstehenden aphasischen Symptomen und/oder Syndromen erkennen.
- Neurologische Beschreibungen und linguistische Beschreibungen lassen sich nicht aufeinander abbilden, typischerweise ist die linguistische Beschreibung präziser. Wie Goodglass (1993) leicht pessimistisch meint, kann man nur hoffen, dass es eine gewisse Wahrscheinlichkeit der Beziehung zwischen Symptomen und Läsionsorten gibt.
- Ein weiterer relevanter Befund ist, dass fokale Läsionen in vielen Teilen des Gehirns auch außerhalb der Sprachregion (z. B. in subkortikalen Regionen oder im supplementär-motorischen Kortex) Aphasien bzw. aphasische Symptome verursachen können.

In Anlehnung an Helm-Estabrooks & Albert (1991), Caplan (1987) und Metter (1995) lassen sich folgende Ansichten über den Zusammenhang von Sprachverarbeitung, Gehirn und Aphasie formulieren:

!

- Die Sprachverarbeitung im Gehirn erfolgt in multiplen, komplexen, einander überlagernden Systemen.
- Diese Systeme involvieren kortikale und subkortikale Strukturen beider Hemisphären und sind die Basis für weit verteilte, parallel verarbeitende Netzwerke.
- Diese Netzwerke haben normalerweise besonders viele Anteile und Verschaltungen in den „klassischen Sprachgebieten“, aber eben nicht nur dort.
- Aufgrund genetischer Faktoren und individueller Verschaltungen kann die tatsächliche Festlegung der Netzwerke bzw. der sprachverarbeitenden Prozesse unterschiedlich ausfallen.
- Solch ein Szenario kann erklären, warum Läsionen in den perisylvischen Gebieten häufig Aphasien zur Folge haben; es kann auch erklären, warum Gebiete außerhalb der Sprachregion Aphasien zur Folge haben können und warum trotz Läsionen in relevanten Gebieten keine dauerhafte aphasische Symptomatik produziert wird.

Kommentar & Literaturhinweise

Aus verschienden Gründen scheint es angemessen, den Aphasiebegriff etwas breiter zu fassen: Aphasie ist eine Sprachstörung beim Erwachsenen infolge einer Hirnschädigung. Unterschiedliche Ätiologien sollten eingeschlossen werden können. Es scheint nicht notwendig, eine allzu enge Definition haben zu müssen (z. B. ausschließlich zerebrovaskuläre Ursache).

Eine informative sprachbezogene Übersicht von Studien mit morphologischen und bildgebenden Verfahren findet sich in Kessler et al. (2003: 44–649).

Insgesamt ist De Bleser et al. (2004:4) zuzustimmen: „Die Kernannahmen des Syndromansatzes, Supra- bzw. Multimodalität der aphasischen Symptome, neuroanatomische Lokalisierbarkeit und neurolinguistische Homogenität der aphasischen Syndrome konnten [...] durch die experimentelle Forschung nicht bestätigt werden."

Die Konsequenzen daraus sind einerseits der Ansatz des Individualsyndroms, in dem individuelle Leistungsprofile erstellt werden, und andererseits die differenzierte, modellbezogene Erfassung der aphasischen Leistungen.

4 Normale und aphasische Sprachverarbeitung

For the present, […] knowledge of brain function in respect of language is currently so limited that psycholinguistic theory does not yet need to take into consideration any possible neurological, as distinct from cognitive neuropsychological, constraints.

Lesser & Milroy 1993:55

Models serve to guide our understandig of patterns of performance by aphasic individuals.

Hillis 1994:209

4 Normale und aphasische Sprachverarbeitung

> **!** Unter der Annahme, dass der Aphasie primär ein Problem der Sprachverarbeitung zugrunde liegt, versucht die psycholinguistisch orientierte Aphasiologie, aphasische Sprachverarbeitung über den Vergleich mit der normalen Sprachverarbeitung Sprachgesunder zu verstehen (Caplan 1987:33ff, Blanken 1988).

Ausgangspunkt sind **Modelle der Sprachverarbeitung**, die innerhalb der Psycholinguistik und der kognitiven Neuropsychologie typischerweise *ohne* Bezug zur neuronalen Grundlage erstellt wurden. Diese Modelle bilden den Bezugsrahmen für das Verständnis aphasisch-linguistischer Symptomatik und dienen auch als Grundlage für symptomorientiertes, modellorientiertes Diagnostik- und Therapiematerial (z. B. Blanken 1999, Blanken et al. 1999, De Bleser et al. 2004).

Zwei Annahmen liegen diesem Vorgehen zugrunde (Caramazza 1984):

- **Fraktionierungsannahme:** Hirnschädigung kann selektiv Subsysteme (Module, Komponenten) der Sprachverarbeitung stören.
- **Transparenzannahme:** Die erhaltenen Leistungen spiegeln die Funktion der nichtgestörten Subsysteme in einer Weise wider, die erkennen lässt, welches Subsystem oder Modul gestört ist.

Der vermutete regelhafte Zusammenhang zwischen normalen und pathologischen Leistungen erfordert, dass man sich grundsätzlich mit den Modellen der normalen Sprachverarbeitung vertraut macht, um dann die pathologische Leistung darauf beziehen zu können. Im Folgenden werden grundlegende Aspekte psycholinguistischer Modellbildung vorgestellt.

Psycholinguistische Modelle

> **!** Bei der Modellierung menschlicher Sprachverarbeitung werden prinzipiell 2 Typen von Modellen unterschieden: serielle und interaktive Modelle.

Serielle Modelle

> **!** Serielle Modelle interpretieren Sprachverarbeitung als serielle Abfolge von Verarbeitungsschritten. Die übliche graphische Darstellungsform ist das Flussdiagramm.

Man spricht in diesem Zusammenhang auch von funktionaler Architektur. In einem sehr einfachen seriellen Modell ist Sprachproduktion als Abfolge dreier Komponenten dargestellt (Abb. **11**): In der 1. Komponente geht es um die Erzeugung einer **Redeabsicht**, die in der Komponente der **Sprachverarbeitung** versprachlicht und schlussendlich in der Komponente der **Artikulation** umgesetzt wird.

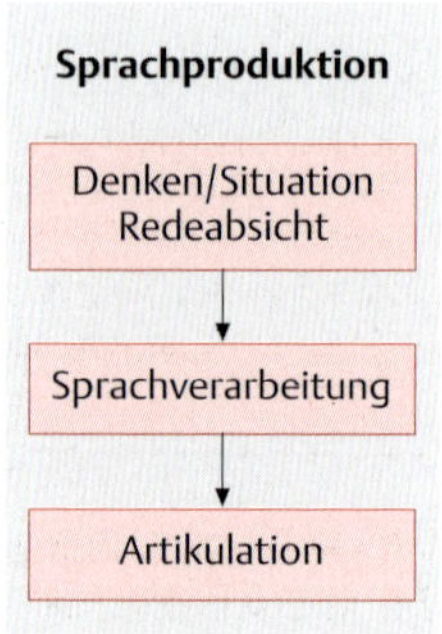

Abb. **11** Grundmodell der Sprachproduktion.

Aphasische Sprachproduktion kann in diesem Modell **funktional lokalisiert** werden: in der Komponente der Sprachverarbeitung. Per definitionem können Aphasiker normale Redeabsichten generieren, diese aber nicht korrekt in der Sprachverarbeitungskomponente umsetzen. Die Artikulation an sich ist bei Aphasie wiederum intakt.

Serielle Modelle sind eng mit dem Begriff der **Modularität** verbunden, der in verschiedenen Disziplinen (Linguistik, Psychologie, Neurophysiologie) verwendet und dementsprechend variabel definiert wird. Der gemeinsame Kern der Definitionen ist Folgender:

> **!** Eine bestimmte Aufgabe wird von einem speziell dafür zuständigen System ohne Einflussnahme von außen, also autonom, ausgeführt. Man spricht daher auch von **autonomen Modellen**.

Caplan (1992:8 ff) stellt weitere wesentliche Aspekte dieser Art der Modellierung zusammen:

> **!**
> - Die einzelnen Komponenten erfüllen ganz bestimmte, spezialisierte Aufgaben innerhalb des Gesamtsystems.
> - Jede Komponente arbeitet automatisch, wenn ein bestimmter Input ankommt und produziert einen bestimmten Output, der an die nächste Komponente weitergegeben wird.
> - Der Informationsfluss ist nur in eine Richtung möglich.
> - Die einzelnen Komponenten sind extrem schnell und machen trotzdem kaum Fehler.

Man kann entweder Sprache als Ganzes als ein Modul betrachten (Fodor 1983) oder innerhalb der Sprachverarbeitung weitere (Sub-)Module annehmen (Caplan 1992). Man kann komplexe Aufgabenstellungen wie Lesen, Schreiben, Verstehen oder Produzieren in verschiedene Verarbeitungskomponenten (Module) unterteilen.

> **!** Ein **Modul** ist durch Spezialisierung, hohe Geschwindigkeit und autonomen, automatischen Ablauf gekennzeichnet.

Bedenkt man, wie schnell und unbewusst menschliche Sprachproduktion abläuft, liegt es nahe, modulare Anteile anzunehmen. Bei der psycholinguistischen Betrachtung der Aphasien gehen wir davon aus, dass viele aphasischen Symptome durch Störung der normalen, quasi automatischen Prozesse der Sprachverarbeitung entstehen.

Interaktive Modelle

Einen anderen Zugang zur Modellierung der Sprachproduktion nehmen die interaktiven Modelle (Schade 1992; Dijkstra & de Smedt 1996b), die man auch **konnektionistische Modelle** nennt. (Sie dürfen nicht mit den konnektionistischen Modellen der Neurologie verwechselt werden.) Wesentliche Merkmale interaktiver Modelle der Sprachverarbeitung (in Anlehnung an Blanken 1991b:9) sind die Folgenden:

- Sprachverarbeitung findet in **Netzwerken** statt, die durch Knoten und Verbindungen charakterisiert sind.
- Netzwerke entsprechen bestimmten linguistischen Ebenen oder Modulen.
- Die Netzwerke sind **hierarchisiert**.
- Netzwerke sind **parallel aktivierbar**; die Aktivierung breitet sich von einer Ebene auf Einheiten einer anderen Ebene aus; diese sind dann simultan aktiviert.
- Aneinander grenzende Ebenen interagieren miteinander und es findet **Informationsfluss in beide Richtungen** statt.
- Aktivierung breitet sich über die Verbindungen und Knoten in alle Richtungen aus (**spreading activation**).
- Knoten sind graduell aktivierbar; erst wenn ein bestimmtes Aktivierungsniveau (Schwellenwert) erreicht ist, „feuert" der entsprechende Knoten und gibt Aktivation weiter.
- Zwischen Knoten kann es auch **Inhibition** (Unterdrückung der Aktivierung) geben. Dies ist bei benachbarten Knoten der Fall, wenn einer der Knoten „feuert".
- Die für einen Abruf nötige Aktivierung eines Knotens kann unterschiedlich sein.
- Die Aktivierung ist nur temporär und verschwindet nach einem bestimmten Zeitraum, sodass neue Aktivierungen stattfinden können.

Abb. **12** ist ein Beispiel für ein interaktives Modell. Sie zeigt einen Ausschnitt aus einem Netzwerk zum Lesen (und Verstehen) eines Wortes. Ausgehend vom visuellen Merkmalsnetz werden Grapheme aktiviert, die wiederum ein bestimmtes Wort aktivieren, das einen Eintrag im semanti-

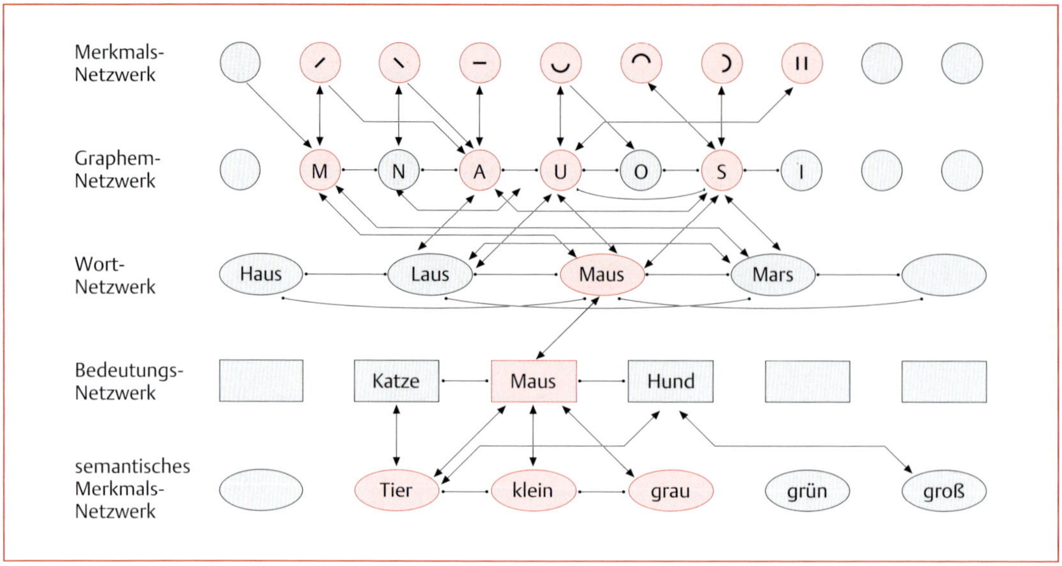

Abb. **12** Ausschnitt aus einem Netzwerkmodell (in Anlehnung an McClelland & Rumelhart 1981).

schen Netzwerk aktiviert, das wiederum semantische Merkmale aktiviert. Inhibitionen sind durch volle Kreise dargestellt.

Mischformen

Obwohl serielle und interaktive, parallel verarbeitende Modelle häufig als gegensätzlich konzeptualisiert und sehr kontrovers diskutiert werden, sind beide durchaus miteinander vereinbar (Levelt 1989) und können sogar als **hybride Modelle** in gemischter Form auftreten. In der Aphasiologie sind serielle Modelle häufiger als interaktive verwendet worden (Blanken 1991b), aber die Bedeutung interaktiver Modellierungen nimmt zu (Schade 1992). In den folgenden Kapiteln sind im Prinzip immer serielle Modelle der Ausgangspunkt unserer Überlegungen, die aber punktuell durch interaktive Aspekte ergänzt werden.

Dass der Gedanke der parallelen Verarbeitung eine weite Akzeptanz gefunden hat, liegt nicht zuletzt daran, dass man bei der Sprachverarbeitung im Allgemeinen von parallelen Abläufen ausgehen muss und dass es viele experimentelle Befunde (z. B. den Kontexteffekt) gibt, die durch rein serielle Modelle nicht erklärt werden können.

Abb. **13** illustriert den Sachverhalt schematisch, dass in einem bestimmten Moment verschiedene Komponenten der Sprachproduktion (Planung, Sprachverarbeitung, Artikulation) parallel aktiviert sind.

Kontexteffekt

Um den in vielen Bereichen auftretenden Kontexteffekt besser darstellen zu können, sind 2 Begriffe hilfreich, die häufig in der Psycholinguistik verwendet werden – „bottom up" und „top down":

!

- Bei **Bottom-up-Verarbeitung** werden alle Verarbeitungsschritte von den Daten bzw. Signalen selbst gesteuert. Beim Lesen von Wörtern beispielsweise würde Buchstabe für Buchstabe bis zum Wortende erkannt und die Buchstabenkette insgesamt dann mit Einträgen im Lexikon verglichen, bis ein übereinstimmender Eintrag gefunden ist.
- Bei der **Top-down-Verarbeitung** spielen alle verfügbaren Wissensbestände (höhere Verarbeitungsebenen, Weltwissen, Erwartungen etc.) eine Rolle, um Signale zu verarbeiten.

Wenn wir beispielsweise an das Sprachverstehen denken, kann es durchaus sein, dass wir aufgrund der Signalinformation allein (also rein bottom up) keine Deutung einer Äußerung oder eines Wortes erhalten können, sehr wohl aber über Top-down-

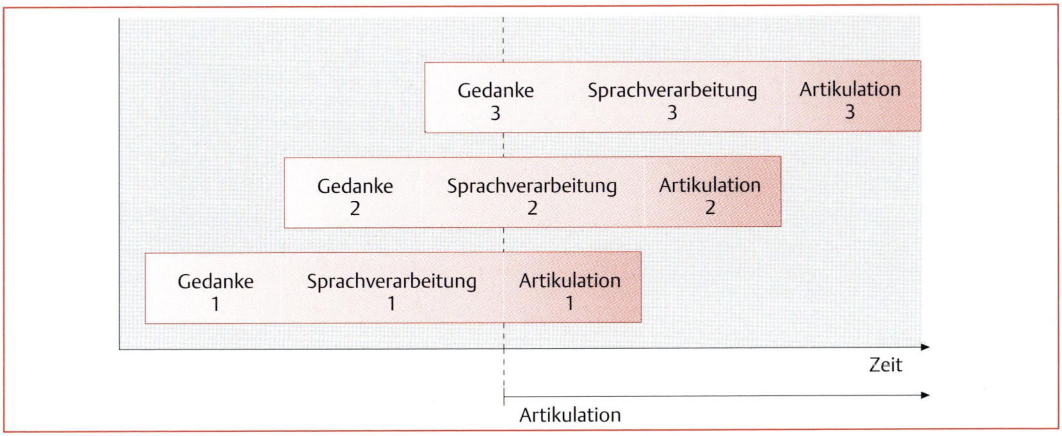

Abb. **13** Parallele Verarbeitung bei der Sprachproduktion.

Prozesse zum Ziel (Verstehen) gelangen. Zur Illustration kann ein Beispiel von Dijkstra & Kempen (1993:41) genommen werden, wo ein Betrunkener zu jemandem sagt: „Hammse ne schiegarette fir misch?“ Eigentlich sollte man, rein von dem Signal ausgehend, nicht(s) verstehen, aber dennoch kann man aufgrund des Kontexts erkennen, worum es geht.

In ähnlicher Weise, um auf das 1. Beispiel zurückzukommen, ist das Erkennen einzelner Buchstaben schneller möglich, wenn diese Buchstaben in Wörtern auftreten, als wenn diese Buchstaben in Buchstabenketten vorkommen, die keine Wörter der jeweiligen Zielsprache sind (Harley 1995: 67 ff). Ausgehend von der Annahme, dass die Buchstabenerkennung bottom up vollständig der Worterkennung vorausgeht, könnte dies nicht der Fall sein.

Wie Kontexteffekte genau modelliert werden können, wird diskutiert (Harley 1995). Faktum ist, dass auch Top-down-Prozesse bzw. interaktive Aspekte in der Sprachverarbeitung existieren.

Schwächen und Stärken psycholinguistischer Modelle

! Die psycholinguistische, primär modular orientierte Betrachtung der Aphasien führt zu einer symptomorientierten und reduktionistischen Sichtweise: Sie vernachlässigt den kommunikativen Gesichtspunkt und beachtet die psychosozialen Folgen einer Aphasie nicht. Zudem sind die Aspekte Kompensation, Reaktion und Reorganisation funktioneller Systeme nur schwer zu integrieren (Goldstein 1948).

Unter der Sichtweise Jacksons (1874), dass es positive und negative Symptome als Reaktion auf eine Hirnschädigung gibt, sind von der Logik her nur negative Symptome (direkte Folgen eines Defizits) darstellbar. **Positive Symptome** wie Kompensation (ungewöhnliches Ausnutzen noch vorhandener Möglichkeiten etc.) sind nur schwer unter Beibehaltung der Ausgangsmodelle interpretierbar.

Nichtsdestotrotz kann man unter psycholinguistischen Gesichtspunkt präzise Fragen stellen und zu einem besseren Verständnis der aphasischen Symptome kommen (Lesser & Milroy 1993).

Die Vorteile des modellgeleiteten Vorgehens sind zudem, dass man **modellgeleitete Diagnostik** durchführen kann (Kay et al. 1992; Blanken 1996; De Bleser et al. 2004), die präzise Auskünfte über **funktionale Läsionen** bzw. gestörte Abläufe geben kann (Reitz 1994:109–195). Dies wiederum eröffnet Möglichkeiten gezielter therapeutischer Intervention (Kotten 1991). Auch therapeutische Hilfestellungen können in ihren Auswirkungen modelliert werden (Kotten 1991:393–394).

Einzelwortverarbeitung

Im Folgenden wird zuerst die Einzelwortverarbeitung bei Sprachgesunden anhand des Logogen-Modells vorgestellt. Dieses hat eine besondere Bedeutung, weil es exemplarisch für die sinnvolle Anwendung psycholinguistischer Modellbildung für die Aphasie steht (Blanken 1988; De Bleser et al. 2004). Ausgehend von der normalen Verarbeitung wird dann die aphasische Einzelwortverarbeitung diskutiert.

Logogen-Modell

! Das Logogen-Modell ist ein multimodales Modell der Sprachverarbeitung auf der Wortebene, also ein Modell der **Einzelwortverarbeitung**.

In einer ersten Annäherung soll die Verarbeitung von isolierten, aus einem Morphem bestehenden Inhaltswörtern betrachtet werden. Ausgangspunkt ist die Annahme, dass es relativ separate Verarbeitungsrouten gibt, die sich in einem sog. **Flussdiagramm-Modell** schematisch darstellen lassen. Das Modell besteht aus Analysesystemen, Speichern und Kanälen für die Informationsweitergabe. Die Verarbeitung von sprachlicher Information erfolgt überwiegend in serieller Weise auf verschiedenen Ebenen: segmental (Phoneme, Grapheme, Laute, Buchstaben), lexikalisch (Wortform) und semantisch (Wortbedeutung).

Ausgangspunkt ist, dass ein Wort zwar eine Ausdrucks- und eine Inhaltsseite hat, die Ausdrucksseite aber gemäß den 4 Modalitäten Verstehen, Sprechen, Lesen, Schreiben noch weiter aufgeteilt wird. Für jede Modalität wird ein eigenes Lexikon postuliert, dass die entsprechenden Einträge enthält. Im Zentrum des Modells steht das semantische System. Den Grundaufbau des Modells zeigt Abb. **14**.

Das vollständige Modell ist in Abb. **15** dargestellt, das auf den folgenden Seiten genauer erläutert wird. (Es empfiehlt sich, für die nachfolgenden Erläuterungen mehrere Kopien dieser Abbildung anzufertigen.)

Verstehen von Wörtern und Nichtwörtern

Zunächst wird der Weg des Wortverstehens beschrieben, wenn wir ein gehörtes (Inhalts-)Wort erkennen und verstehen:

- Das **akustische Analysesystem** (1) extrahiert sprachrelevante Information (Laute). Dieses System ist relativ flexibel, weil es mit unterschiedlichen Sprechgeschwindigkeiten, Akzenten und störenden Hintergrundgeräuschen zurechtkommen muss. Die extrahierten Laute werden dann in der **akustisch-phonemischen Konversion** (2) in Phoneme umgewandelt. Von dort werden die Phonemketten über die Route (3) in das **auditive Eingangslexikon** (4) geschickt, in dem alle Wortformen abgespeichert sind. In einem Vergleichsprozess wird die von der akustisch-phonemischem Konversion erzeugte Phonemkette mit den Einträgen im auditiven Eingangslexikon verglichen, bis der entsprechende Eintrag gefunden ist. Wichtig ist, dass vom Eingangslexikon nur signalisiert wird, dass ein entsprechender Eintrag gefunden ist.

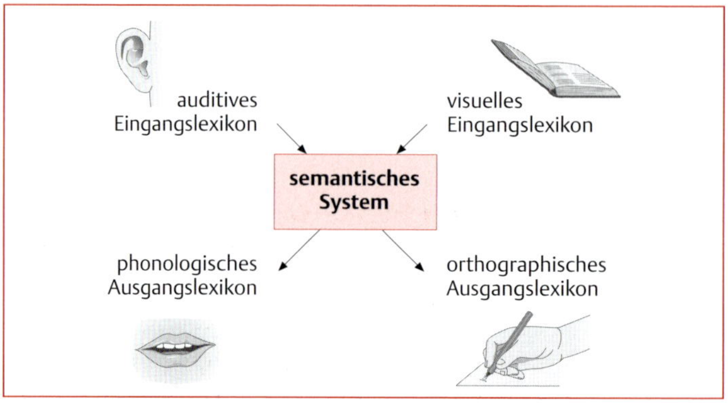

Abb. **14** Logogen-Grundmodell (nach Lesser & Milroy 1993).

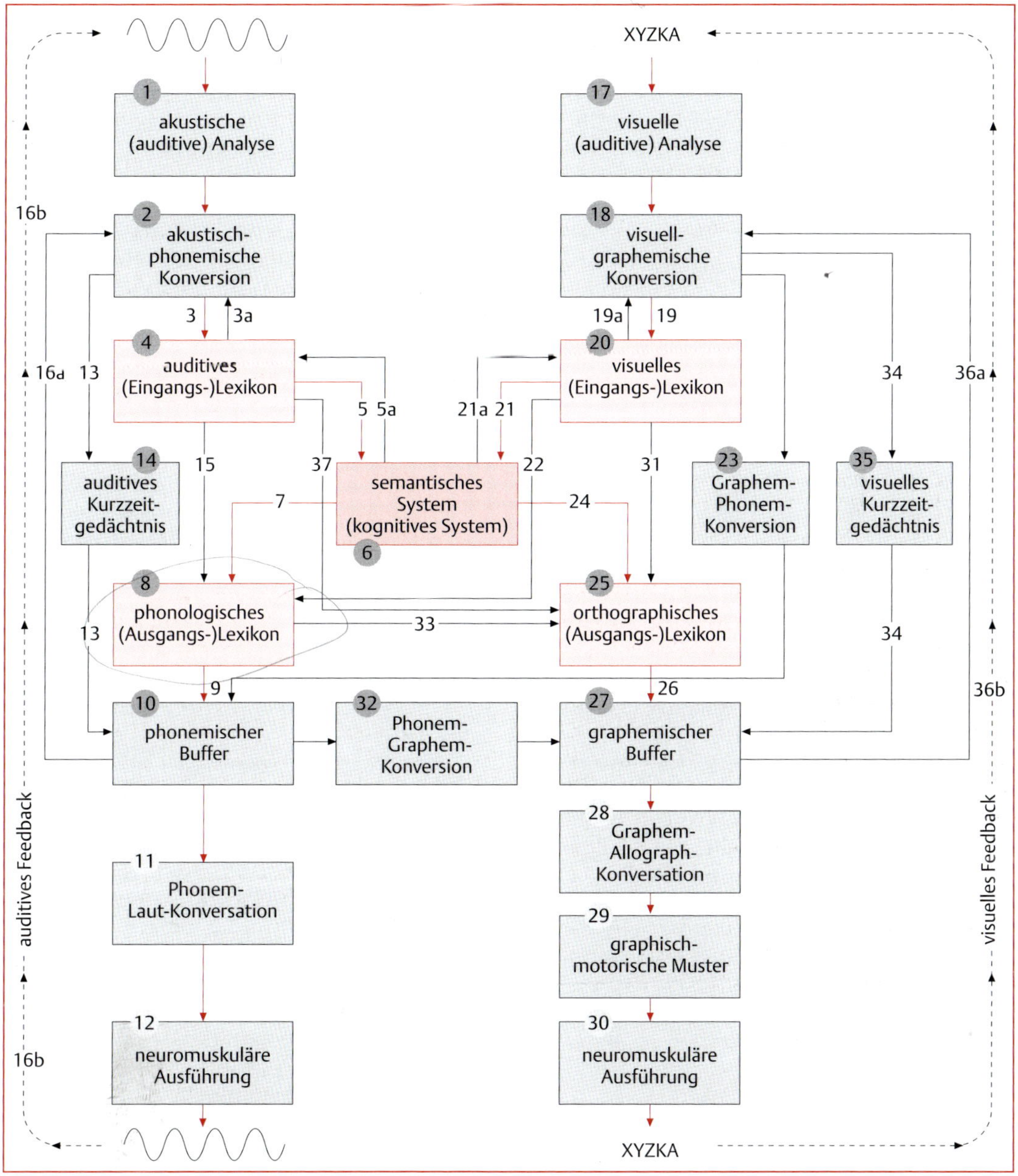

Abb. **15** Logogen-Modell.

- Erst im nächsten Schritt wird über die Route (5) dann die entsprechende Wortbedeutung im **semantischen System** (6) angesteuert und abgerufen. Im semantischen System sind alle Wortbedeutungen repräsentiert. Man nimmt an, dass das semantische System als Netzwerk organisiert ist, in dem semantisch verwandte Begriffe nahe aneinander organisiert sind. Wird ein Eintrag im semantischen System gefunden, ist das Wort erkannt und verstanden.

Die Verbindungen (3a) und (5a) deuten darauf hin, dass es unter Umständen auch einen Informationsfluss in die entgegengesetzte Richtung geben kann. Es lässt sich zum einen experimentell nachweisen, dass die akustisch-phonemische Konversion bzw. die Phonemerkennung schneller geht, wenn beispielsweise das Phonem /t/ identifiziert werden soll, wenn /t/ in Lautketten auftritt, die keine Wörter (Nichtwörter) sind. Zum anderen kann man zeigen, dass der Abruf von Einträgen im auditiven Eingangslexikon erleichtert wird, wenn im semantischen Lexikon die Bedeutung bereits voraktiviert ist. Wenn man beispielsweise eine Lautkette als Wort oder Nichtwort identifizieren soll (**Wortentscheidungsexperiment**, „lexical decision task"), kann man ['hu:t] in einer bestimmten Zeit als /hu:t/ <HUT> identifizieren. Lässt man jedoch *vor* diesem Wort ['mʏtsə] beurteilen, so ist die Versuchsperson bei ['hu:t] im Vergleich zu einer semantisch nicht verwandten vorhergehenden Vorgabe ein wenig schneller.

Wortproduktion

Beim Produzieren eines gesprochenen Wortes ist der Ausgangspunkt das **semantische System** (6). Dort wird eine Bedeutung ausgewählt, die versprachlicht werden soll. Über Route (7) wird der entsprechende Eintrag im **phonologischen Ausgangslexikon** (8) angesteuert. Dieser Eintrag wird über Route (9) in den **phonemischen Buffer** (10) geschickt, in dem die Phoneme linear geordnet zwischengespeichert werden. Von dort wird über die **Phonem-Laut-Konversion** (11) schlussendlich die **neuromuskuläre Ausführung** (12) angesteuert.

Bei der Phonem-Laut-Konversion geht es darum, für ein bestimmtes Phonem eine adäquate Lautrealisierung zu finden. Phoneme werden nicht automatisch in immer gleich phonetische Pläne umgesetzt; man denke nur an die unterschiedlichen Realisierungen, wenn man besonders schnell spricht, aufgeregt ist oder flüstert.

Nachsprechen von Wörtern und Nichtwörtern

Mit den bereits vorgestellten Teilen des Modells kann man jetzt auch schon das Nachsprechen von Wörtern modellhaft darstellen, nämlich über die akustische Analyse, die akustisch-phonemische Konversion; über das auditive Eingangslexikon, das semantische System, das phonologische Ausgangslexikon, über den phonemischen Buffer schließlich zur tatsächlichen Produktion. Bei dieser Route wird zugrunde legt, dass wir verstehen, was wir nachsprechen.

Man kann aber auch Lautketten nachsprechen, die keine Wörter der Muttersprache sind. Dazu benötigt man Route (13) unter Heranziehung des **auditiven Kurzzeitgedächtnisses** (14). Diese Route muss man benutzen, weil die Lautkette keinen Eintrag im mentalen Lexikon haben kann, weil sie ja kein echtes Wort ist, eben ein Nichtwort. (Nichtwörter sind, obwohl eben nicht gerade alltagsrelevant, deshalb von Bedeutung, weil man durch sie oft feststellen kann, ob bestimmte Routen verwendbar sind oder nicht.) Route (15) wäre technisch das Nachsprechen von Wörtern ohne Abruf der Bedeutungen. Bei Sprachgesunden sind die Routen (13) und (15) aber kaum zu unterscheiden, schließlich könnte man Wörter durchaus auf der Route für Nichtwörter nachsprechen.

Route (16a) ist die **interne auditive Feedbackschleife** und Route (16b) die **externe auditive Feedbackschleife**. Beide erlauben, das gerade Geplante bzw. das bereits Gesprochene zu kontrollieren. Bei der 1. Kontrolle bemerken wir fehlerhafte Pläne bereits vor dem Artikulieren und können uns oft für den Zuhörer unbemerkt korrigieren. Bei der 2. Kontrolle bemerken wir bereits artikulierte Fehler.

Allen Modalitäten gemeinsam ist im Logogen-Modell das semantische System. Im rechten Teil des Modells sind Lesen und Schreiben von Einzelwörtern dargestellt.

Lesen

Beim Lesen ist der Ausgangspunkt die **visuelle Analyse** (17), welche die Grundlage für die **visuell-graphematische Konversion** (18) liefert, in der den Graphen (den noch nicht erkannte Schriftzeichen) Grapheme zugeordnet werden. Auch dieses System muss relativ flexibel sein, wenn man an die verschiedenen Schriftmöglichkeiten denkt. Die Graphemkette wird dann über Route (19) in das **visuelle Eingangslexikon** (20) geschickt und mit den dort gespeicherten Einträgen (den geschriebenen Wörtern einer Sprache bzw. den Wörtern, die der Sprecher kennt) verglichen, bis ein deckungsgleicher Eintrag gefunden ist. Von einem im visuellen Eingangslexikon aktivierten Eintrag kann man dann über Route (21) den entsprechenden Eintrag im semantischen System (6) abrufen. Damit gilt das vorgegebene Wort als verstanden.

Es ist noch umstritten, inwieweit visuelle Analyse bzw. visuell-graphemische Konversion auf der Ebene des einzelnen Buchstabens, mit einzelnen Buchstabenkombinationen oder eher ganzheitlich erfolgt. Wahrscheinlich ist ein kombiniertes Vorgehen, das zudem noch durch die Geübtheit des Lesers beeinflusst wird. Route (19a) deutet darauf hin, dass die Buchstabenerkennung durch Einträge im Lexikon erleichtert bzw. beschleunigt werden kann. Route (21a) verweist auf die analoge Möglichkeit zu (5a), dass semantische Voraktivierung das Abrufen von Einträgen im Eingangslexikon zu beschleunigen vermag.

Lautes Lesen/Vorlesen

Beim lauten Lesen/Vorlesen von geschriebenen Wörtern gibt es 3 Möglichkeiten:

- Die **semantisch-lexikalische Route** führt vom visuellen Eingangslexikon (20) in das semantische System (6), von dem aus der entsprechende Eintrag im phonologischen Ausgangslexikon (8) aktiviert wird, was dann im normalen Ablauf der Produktion mündet (wie oben dargestellt).
- Bei der **phonologisch-lexikalischen Route** über Weg (22) kann man von einem Eintrag im visuellen Eingangslexikon direkt zu einem im phonologischen Lexikon kommen. Diese Möglichkeit ist bei Sprachgesunden schwer von der 1. Möglichkeit zu trennen.
- Die **nichtlexikalische Route** über die **Graphem-Phonem-Konversion** (23) ermöglicht uns, Wörter und auch Nichtwörter (beliebige Buchstabenketten) laut vorzulesen. Dabei werden den Graphemen Phonemwerte zugewiesen, die dann in den phonemischen Buffer (10) geschickt werden.

Schreiben

Beim **Schreiben eines Wortes** (z. B. schriftliches Benennen) ist der Ausgangspunkt das semantische System (6); die ausgewählte Bedeutung aktiviert über Route (24) einen Eintrag im **orthographischen Ausgangslexikon** (25), das die geschriebenen Formen von Wörtern bereithält. Die Rolle dieses Lexikons ist für eine bestimmte Sprache umso größer, je unregelmäßiger die Wörter dieser Sprache geschrieben werden.

Der im orthographischen Ausgangslexikon aktivierte Eintrag wird dann über Route (26) in den **graphemischen Buffer** (27) geschickt, der in der Reihenfolge geordnete Graphemketten enthält. Diese werden anschließend in der **Graphem-Allograph-Konversion** (28) in **graphisch-motorische Muster** (29) umgewandelt, die schlussendlich zur **neuromuskulären Ausführung** (30) gelangen. Die Graphem-Allograph-Konversion beinhaltet beispielsweise Groß- und Kleinschreibung eines Graphems bzw. verschiedene Möglichkeiten der Umsetzung eines bestimmten Graphems. Die graphisch-motorischen Muster sind als eigener Verarbeitungsschritt relevant, wenn wir an die verschiedenen Möglichkeiten des Schreibens denken (z. B. Handschrift, Malen, Tastatur an Schreibmaschinen).

Außerdem kann man auch so schreiben, „wie man spricht", ohne orthographische Konventionen heranzuziehen. Ausgangspunkt ist wieder das semantische System. Von dort wird der entsprechende Eintrag aus dem phonologischen Ausgangslexikon in den phonemischen Buffer (10) geschickt, von dem ausgehend die **Phonem-Graphem-Konversion** (32) einen entsprechenden Eintrag für den graphemischen Buffer (27) erzeugt. Diesen Prozess wenden Sprachgesunde an, wenn sie nicht wissen, wie man ein bestimmtes Wort orthographisch korrekt schreibt.

Manche postulieren für das Logogen-Modell noch die Möglichkeit, dass es eine Verbindung zwischen phonologischem Ausgangslexikon und orthographischen Ausgangslexikon gibt (Route 33); dies ist anzunehmen, weil man manchmal für eine bestimmte Bedeutung eine falsche orthographische Realisation nimmt, die lautlich gleich klingt (*ist* für *isst*).

Abschreiben

- Zum einen besteht die Möglichkeit, dass man alle Buchstabenketten (Wörter oder Nichtwörter) abschreiben kann, die visuell vorgegeben werden. Dies geschieht über die Route (34) unter Heranziehung des **visuellen Kurzzeitgedächtnisses** (35).
- Andererseits kann man aber auch für das Schreiben von Wörtern über die Lexikonroute gehen. Im visuellen Einganslexikon (20) erkannte Wörter werden über Route (31) direkt im orthographischen Ausgangslexikon (25) aufgesucht, von wo dann der Eintrag in den graphemischen Buffer (27) geschickt wird.

Beide Möglichkeiten umgehen das semantische System und damit die inhaltliche Erfassung des Geschriebenen.

Route 36a ist die **interne visuelle Feedback-Schleife**, mit der wir Geplantes bereits kontrollieren, bevor wir es ausführen. Route 36b ist die **externe visuelle Feedbackschleife**, mit der man das Geschriebene kontrollieren kann.

Schreiben nach Diktat

Auch eine Aufgabe wie Schreiben nach Diktat lässt sich im Modell gut darstellen:

- Das Schreiben von *Nichtwörtern* muss über die Route (13) zum phonemischen Buffer (10) gehen, von wo die Phonem-Graphem-Konversion (32) einen Eintrag für den graphematischen Buffer (27) erzeugt.
- *Unregelmäßig geschriebene Wörter* müssen über das orthographische Ausgangslexikon (25) geschrieben werden. Der Weg dahin kann verschiedene Ausformungen annehmen:
  - über auditives Eingangslexikon und semantisches System
  - über eine direkte Verbindung zwischen auditivem Eingangslexikon und orthographischem Ausgangslexikon (Route 37), die unter Umgehung des semantischen Systems (6) den korrekten Eintrag aktivieren kann
  - über das phonologische Ausgangslexikon (15 – 8 – 33).
- *Regelmäßig geschriebene Wörter* können über alle Wege geschrieben werden.

Aphasische Einzelwortverarbeitung

! Ausgangspunkt ist die Annahme, dass aphasische Störungen besser verstehbar sind, wenn wir sie in Modellen normaler Sprachverarbeitung nachvollziehen.

Tatsächlich können bestimmte aphasische Fehlleistungen Teilen des Logogen-Modells zugeordnet werden. Wenn man die Ursache von Fehlleistungen in einem Modell lokalisieren kann, spricht man von **„funktionaler Läsion"**. Diese Art der „Läsion" ist üblicherweise *ohne* direkten neuronalen Bezug zu verstehen. Im Folgenden soll dargestellt werden, was bei der Schädigung einzelner Komponenten des Modells passiert.

Wenn das akustische Analysesystem gestört ist, spricht man von **reiner Worttaubheit**, bei der die Patienten noch normal sprechen, lesen und schreiben können, aber große Schwierigkeiten haben, Wörter zu verstehen oder sie nachzusprechen. Dieses Problem ist zum einen sehr selten und zum anderen eher eine periphere Störung, die noch vorlinguistisch anzusiedeln ist, also gar nicht aphasisch (im Sinne fast jeder Definition).

Bei Problemen mit der **akustisch-phonemischen Konversion** kann ein Patient Wörter nicht mehr verstehen, aber auch nicht richtig nachsprechen. Liegt das Problem im **auditiven Eingangslexikon** (4), dann kann man Wörter nicht mehr richtig verstehen, sehr wohl aber nachsprechen. Das Nachsprechen sollte für Wörter und Nichtwörter in ähnlicher Weise möglich sein, aber die systematische Unterscheidung zwischen Wörtern und Nichtwörtern ist für den Patienten nicht mehr möglich.

Eine Störung der **Verbindung** (5) zum semantischen System (6) würde zur Folge haben, dass ein Patient Wörter und Nichtwörter unterscheiden und diese auch nachsprechen kann, aber die Wörter nicht versteht. Liegt das Problem im **semantischen System** (6) selbst, dann treten Fehlleistungen in allen Modalitäten auf, was bei einer Zugangsstörung über Route (5) nicht der Fall ist. Für das Produzieren bedeutet ein fehlerhaftes semantisches System, dass dort falsche Einträge ausgewählt werden. Der daraus resultierende Fehlertypus ist die **semantische Paraphasie**, bei der (vom Ablauf korrekt) auf einen falschen Eintrag im phonologischen Ausgangslexikon zugegriffen wird.

Wortfindungsstörungen treten oft bei nachweislicher Kenntnis über die Bedeutung des Zielitems auf (z. B. wenn die aphasische Person mimisch-gestisch klar macht, worum es geht). Hier scheint das Problem gerade im **Zugriff** über die Route (7) auf den relevanten Eintrag im phonologischen Ausgangslexikon zu liegen. Eine Möglichkeit für den Patienten ist es dann, semantisch motivierte syntagmatische Paraphasien zu produzieren.

Verbale Paraphasien mit lautlicher Ähnlichkeit zum Zielwort weisen typischerweise auf eine Störung des phonologischen Ausgangslexikons hin. Nicht klar einer Störungsursache zuzuordnen sind **phonologische Paraphasien** und **phonologische Neologismen**, denn es gibt (zumindest) 3 Möglichkeiten der Fehlerentstehung:

- Einträge können im phonologischen Lexikon bereits unzureichend spezifiziert sein und als solche in den phonemischen Buffer geschickt werden.
- Anordnung, Auswahl und Repräsentation der Phoneme können im phonemischen Buffer Schaden nehmen.
- Die phonetische Umsetzung kann der problematische Aspekt sein.

Wenn **abstruse Neologismen** produziert werden, deutet das auf ein Problem des Sprachausgangslexikons. Dass auch abstruse Neologismen den phonotaktischen und Silbenstrukturregeln folgen, lässt vermuten, dass zwar der phonologische Buffer und die phonetische Umsetzung korrekt ablaufen, aber auf einer falschen segmental-phonemischen Basis.

Bei einer **Störung des phonemischen Buffers** weisen die Paraphasien typischerweise die richtige Silbenstruktur und einen Großteil der Zielphoneme auf, weil der Ausgangspunkt ein vollständiger Eintrag aus dem phonologischen Ausgangslexikon ist (Kohn 1993). Natürlich besteht die Möglichkeit, dass auch unvollständige Einträge aus dem Lexikon die Ursache für die Paraphasien sind. Das *Nachsprechen* kann hier einen diagnostischen Hinweis geben:

- ist das Nachsprechen intakt, dann sind die Paraphasien wohl Ergebnis falscher oder unvollständiger Einträge
- ist das Nachsprechen (oder auch Vorlesen von Nichtwörtern) in ähnlicher Weise gestört, liegt das Problem im phonemischen Buffer.

Einen weiteren Hinweis liefert der *Längeneffekt*: Steigen die Fehler mit der Länge der Zielitems an, spricht das eher für ein Buffer-Problem.

Betrifft die phonologische Paraphasie nur ein oder wenige phonologische Merkmale, nimmt man an, dass das Problem in der Umsetzung der phonologischen Information in die phonetische Repräsentation liegt.

Vorlesen

Beim Vorlesen von Einzelwörtern gibt es – wie oben dargestellt – 3 Möglichkeiten, die Sprachgesunde verwenden: die semantisch-lexikalische, die phonologisch-lexikalische und die nichtlexikalische Route. Bei aphasischen Patienten können einzelne **Routen selektiv ausfallen bzw. erhalten bleiben**. Man unterscheidet (De Bleser 1993; Reitz 1994; Kirshner 1995d):

- Tiefendyslexie
- direkte Dyslexie
- Oberflächedyslexie und
- phonologische Dyslexie.

Diese 4 Dyslexieformen werden häufig als **zentrale Dyslexieformen** bezeichnet, weil sie die zentralen, bereits linguistischen Teile der Wortverarbeitung zum Thema haben.

Tiefendyslexie

Personen mit Tiefendyslexie (Tiefenalexie) (De Bleser & Bayer 1990) können weder die phonologisch-lexikalische noch die nichtlexikalische Route (Phonem-Graphem-Konversion) für das Wortvorlesen benutzen, sondern müssen über die **semantisch-lexikalische Route** gehen.

Dies wird erschwert durch eine zusätzliche Störung des semantischen Systems (oder dessen Zu-/Ausgangs), sodass beim Lesen von Wörtern typischerweise semantische (und auch morphologische) Paralexien und semantisch motivierte syntagmatische Paralexien produziert werden. Nichtwörter können nicht gelesen werden. Die Häufigkeit der Wörter und die Abbildbarkeit verbessern die Leseleistung.

Wörter der geschlossenen Klasse bzw. grammatikalische Wörter können nicht gelesen werden, sodass es bei Tiefendyslexie auch zu agrammatischem Lesen kommen kann: *Wir liebten diese Rose > lieben ... Rose; Du musst ihm den Stuhl verkaufen > Du ... Stuhl verkaufen.* Bei Tiefendyslexie treten auch visuelle Paralexien auf: *Würfen > Waffel, Eitelkeit > Heiterkeit, Transistor > Transporter.*

Direkte Dyslexie

Bei der direkten Dyslexie sind die semantisch-lexikalische Route und die Graphem-Phonem-Konversion nicht verfügbar, wohl aber die **phonologisch-lexikalische Route**. Regelmäßige und unregelmäßige Wörter können daher (allerdings ohne Verständnis) vorgelesen werden. Problematisch sind die Nichtwörter.

Oberflächendyslexie

Bei der Oberflächendyslexie (bzw. -alexie) wird beim Lesen prinzipiell lautierend (also Buchstabe um Buchstabe) vorgegangen; der Weg im Modell geht primär über die Graphem-Phonem-Konversion. Bei regelhaft geschriebenen Wörtern führt diese Strategie oft zum Ziel, aber nicht bei unregelmäßigen Wörtern (Chef > ['çef], Physik > [pʰy:,sɪk], Garage > [,ga:'ra:gə]). Nichtwörter können vorgelesen werden.

Phonologische Dyslexie

Bei der phonologischen Dyslexie (Derouesné & Beauvois 1979) liegt primär ein **Problem der Graphem-Phonem-Konversion** vor – Wörter können gut gelesen werden, Nichtwörter bereiten Probleme.

Periphere Dyslexieformen

Im Gegensatz zu den zentralen Dyslexieformen stehen die peripheren Dyslexieformen, bei denen das Problem bereits bei der visuellen Analyse, also bereits *vorlinguistisch*, auftritt (Übersicht in Reitz 1994:56–60):

- Ein wichtiger Vertreter ist die sog. **reine Alexie** oder **Wortform-Alexie** genannt wird, bei der die Betroffenen *buchstabierend* lesen, also jeden Buchstaben (zumeist mühsam und langsam) benennen.
- Weiter peripher liegende Probleme können auf Neglekt und diverse Sehstörungen zurückgehen.

Schreiben

Auch die Störungen des Schreibens von Wörtern lassen sich im Logogen-Modell gut beschreiben und erfassen (Kremin & Ohlendorf 1988, Blanken 1991c). Schreiben bei Sprachgesunden kann über verschiedene Wege führen:

- Beim schriftlichen Benennen kann man:
  - über das semantische System und das orthographische Sprachausgangslexikon (semantisch-lexikalische Route) gehen oder
  - über Phonem-Graphem-Konversion (phonologische Route).
- Beim **Schreiben nach Diktat** stehen je nach Wortstatus (Wort/Nichtwort) bis zu 3 Routen zur Verfügung.
- Beim **Abschreiben** kann man über das semantische System, nur über die Lexika bzw. über das visuelle Kurzzeitgedächtnis verarbeiten.

Je nach Art der vorherrschenden Fehlertypen und verwendeten Routen unterscheidet man verschiedene Typen von **Agraphien** bzw. **Dysagraphien** (De Langen 1988, Lorch 1995):

- phonologische Agraphie
- Tiefenagraphie
- Oberflächenagraphie.

Phonologische Agraphie/Dysgraphie

Bei phonologischer Agraphie/Dysgraphie liegt das primäre Problem in der Phonem-Graphem-Konversion. Das führt dazu, dass Nichtwörter oder unbekannte Wörter nach Diktat nicht geschrieben werden können. Wörter, auch unregelmäßig geschriebene, können produziert werden. Da auch Wörter, die nicht verstanden werden, Schwierigkeiten bereiten, vermutet man, dass für das Schreiben der Weg immer über das semantische System gehen muss.

Tiefenagraphie

Auch bei Tiefenagraphie spielen das semantische System und die Phonem-Graphem-Konversion wichtige Rollen. Tiefenagraphiker können Nichtwörter nach Diktat nicht schreiben. Hohe Frequenz und Abbildbarkeit erleichtern die Schreibleistung; konkrete und häufige Wörter können also geschrieben werden. Abstrakte Wörter und vor allem Funktionswörter sind problematisch. Man darf also vermuten, dass:

- die Phonem-Graphem-Konversion nicht mehr zur Verfügung steht, die Patienten nur über ganzheitliches Vorgehen (über die Gesamtwortgestalt) schreiben können, und
- ein Problem im semantischen System vorliegt, das sich mit zunehmender Abstraktheit auswirkt.

Oberflächenagraphie

Sind orthographische Paragraphien vorherrschend, spricht man von **lexikalischer Dysgraphie/Agraphie** oder von Oberflächenagraphie (De Bleser et al. 1987). In diesem Fall nimmt man an, dass Schreiben primär einzelheitlich (ausgehend von der phonetisch-phonologischen Form) über die Phonem-Graphem-Konversion erfolgt. Unregelmäßig geschriebene Wörter werden also fehlerhafter realisiert als regelmäßig geschriebene.

Beschränkungen und Erweiterungen des Logogen-Modells

Die Beschränkungen des Logogen-Modells liegen auf der Hand:

- In der vorgestellten Weise kann es nur einen kleinen Bereich der Sprachverarbeitung abbilden.
- Zudem ist dieser Bereich (Einzelwortverarbeitung) untypisch für normale Sprachverarbeitung, die typischerweise mit Sätzen, Äußerungen und Texten konfrontiert ist, ganz abgesehen von der Frage nach Kommunikationspartnern oder Kontext.
- Und selbst der dargestellte Modellbereich ist in vielerlei Hinsicht unterspezifiziert.

Im Folgenden sollen deshalb 3 Erweiterungen des Modells im Hinblick auf Morphologie, Worterkennung sowie phonologische Enkodierung kurz dargestellt werden.

Morphologie

Das Logogen-Modell wurde ursprünglich für die englische Sprache konstruiert. Das Englische als relativ morphologiearme Sprache unterscheidet sich vom Deutschen, das eine recht ausgeprägte morphologische Komponente hat. Es ist also notwendig, die Lexika des Logogen-Modells um **morphologische Anteile** zu erweitern. Diverse, auch aphasiologischer Evidenz (Cholewa 1993) spricht dafür, dass

- jedes der 4 Lexika die in Abb. **16** gezeigte komplexe interne Struktur hat und
- innerhalb des Lexikons morphologische Prozesse ablaufen.

Worterkennung

Die **Worterkennung** ist ein komplexer, sehr schneller Prozess. Bei einer durchschnittlichen Sprechgeschwindigkeit von 3 Wörtern pro Sekunde und mindestens 10.000 Einträgen im Eingangslexikon müssen die Suchprozesse sehr rasch zum Ziel führen. Für die auditive Worterkennung wurde das **Kohortenmodell** entwickelt (Abb. **17**; Übersicht in Dijkstra & Kempen 1993):

- Ausgehend von verfügbaren (erkannten) Phonemen werden Einträge im Lexikon aktiviert.
- Mit zunehmender Phonemzahl wird die Auswahlmenge immer geringer, bis das Wort am Ende erkannt wird.
- Reicht die gelieferte phonemische Information aus, um das Wort zu identifizieren, ist der Identifikationspunkt (point of recognition) erreicht.
- Nichtwortstelle (nonword point) nennt man den Punkt, an dem klar ist, dass es sich bei einer Lautkette nicht um ein Wort der Zielsprache handelt.

Interessanterweise können nun Wörter richtig erkannt werden, bevor der Identifikationspunkt erreicht ist, wenn der Kontext zusätzliche (z. B. semantische) Informationen liefert (Übersicht bei Dijkstra & Kempen 1993:39 ff). In einer interaktiven Betrachtungsweise ist es möglich darzustellen, dass zum einen die datengesteuerten Prozesse Einträge aktivieren, dass aber zum anderen semantische, syntaktische und kontextuelle Überlegungen auch Einträge aktivieren bzw. inhibieren können, sodass die für einen Abruf nötige Aktivierung eines Wortes auch erreicht werden kann, bevor der Identifikationspunkt erreicht ist. Bei unwahrscheinlichen Kontexten wird manchmal sogar der richtig abgerufene Eintrag im Eingangslexikon unterdrückt und ein plausibler dafür aktiviert (wenn man sich „verhört"). Somit ist klar, dass die Architektur des Eingangslexikon mit anderen Bereichen der Sprachverarbeitung verknüpft sein muss.

Phonologische Enkodierung

In Anlehnung an diverse Vorarbeiten stellt Butterworth (1993:245 ff) eine Modellergänzung für die **phonologische Enkodierung** vor (Abb. **18**). Aus-

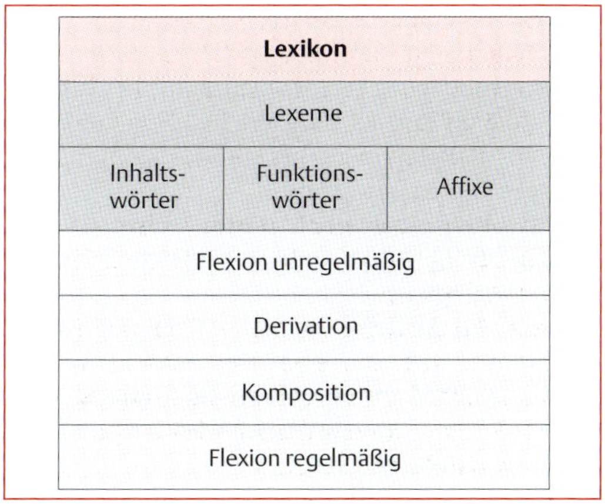

Abb. **16** Morphologie im Lexikon (nach Cholewa 1993).

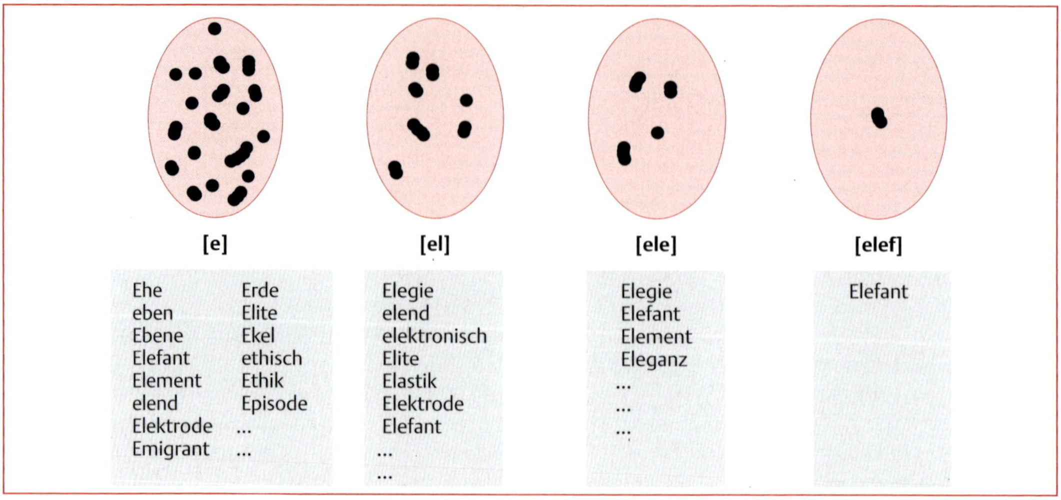

Abb. **17** Kohortenmodell (nach Dijkstra & Kempen 1993).

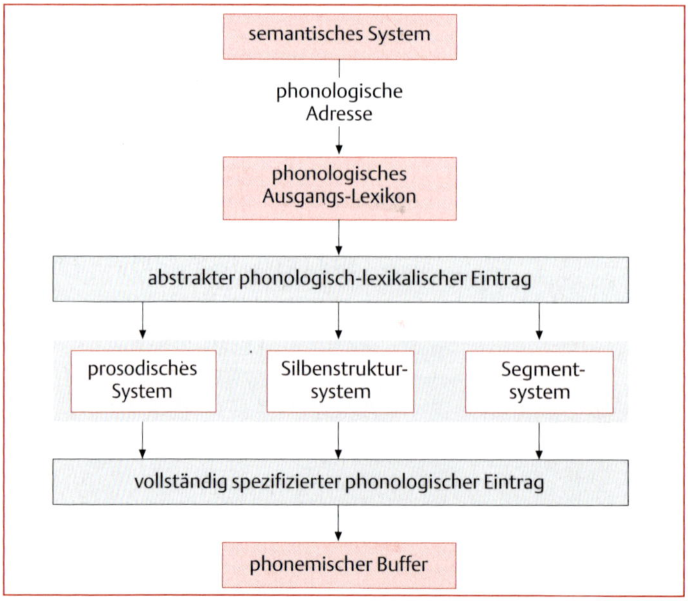

Abb. **18** Phonologisches Enkodieren (nach Butterworth 1993).

gangspunkt ist das semantische System, von dem aus über eine phonologische Adresse ein Eintrag im phonologischen Ausgangslexikon gefunden wird. Dieser phonologisch-lexikalische Eintrag ist abstrakt und die darin enthaltene Information muss noch durch 3 Subsysteme bearbeitet werden:

- das prosodische System
- das Silbenstruktursystem und
- das Segmentsystem.

Die beiden ersten erzeugen eine Struktur, in welche die Segmente dann eingesetzt werden. Am Ende steht ein vollständig spezifizierter Eintrag, der in den phonemischen Buffer geschickt wird.

Mit diesem Modell kann man die Entstehung phonematischer Paraphasien und Neologismen besser erfassen, weil einzelne Informationen voneinander unabhängig erhalten oder gestört sein können.

Satz- und Äußerungsproduktion

In diesem Abschnitt werden bekannte Modelle der Satz- und Äußerungsproduktion (von Garrett und von Levelt) vorgestellt und anschließend in ihrer Anwendung auf aphasische Produktion diskutiert.

Satzproduktionsmodell von Garrett

! Das Satzproduktionsmodell von Garrett (1975, 1980, 1982, 1984, 1988) ist ein serielles Modell mit starker Syntaxlastigkeit. Die Syntax ist die zentrale Größe in dem Modell und es geht vor allem um die Erzeugung syntaktischer Repräsentation.

Das Modell besteht aus verschiedenen Verarbeitungsschritten, die zu verschiedenen Ebenen der Repräsentation führen. Abb. **19** zeigt eine Übersicht. Verschiedenartige Prozesse mit bestimmten Zielsetzungen erzeugen Repräsentationen, die dann als Ebenen im Modell aufscheinen. Die 5 Repräsentationsebenen sind:

- Mitteilungsebene
- funktionale Ebene
- positionale Ebene
- phonetische Ebene und
- artikulatorische Ebene.

Am Anfang stehen die **Ableitungsprozesse** (inferenzielle Prozesse), die eine präverbale Botschaft erstellen. Mit anderen Worten, ein „Gedanke" wird formuliert, den es zu versprachlichen gilt. (In unserem Beispiel soll ausgedrückt werden, dass ein Mann einen Hund küsst.) Diese Repräsentation bildet die **Mitteilungsebene**. Dann treten logisch-semantische und erste syntaktische Prozesse in Aktion; Abb. **20** stellt das Gesagte schematisch dar.

Es sind vor allem 2 Operationen relevant:

- **lexikalische Auswahl** aus dem Lexikon – bei diesem Verarbeitungsschritt wird nur die Bedeutung der lexikalischen Elemente abgerufen (und nicht die Form)
- Erstellung einer **funktionalen Argumentstruktur** – sie gibt nur die Relationen zwischen den Elementen (Bedeutungen) an.

Auf der funktionalen Ebene gibt es noch keine Serialisierung, man muss sich die Anordnung quasi nichträumlich vorstellen. Nach lexikalischer Auswahl und Erstellung einer funktionalen Argumentstruktur ist die Repräsentation der **funktio-**

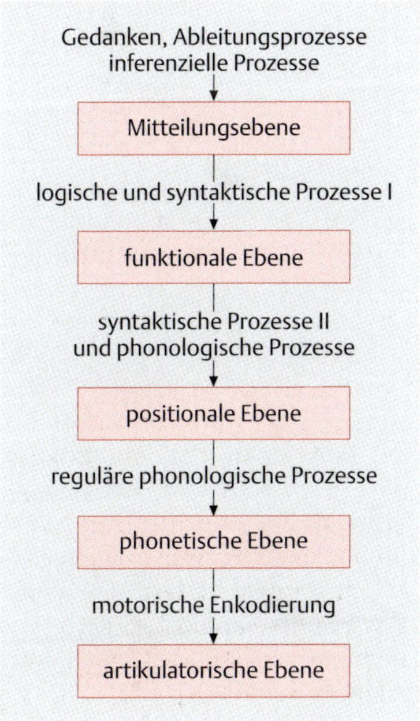

Abb. **19** Satzproduktionsmodell nach Garrett (Übersicht).

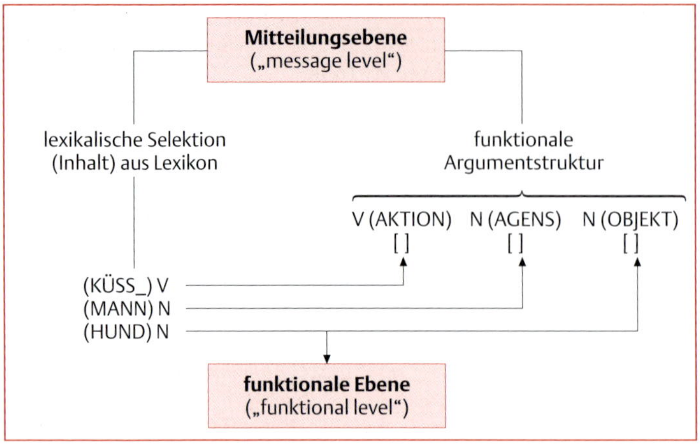

Abb. **20** Satzproduktionsmodell nach Garrett (Ausschnitt).

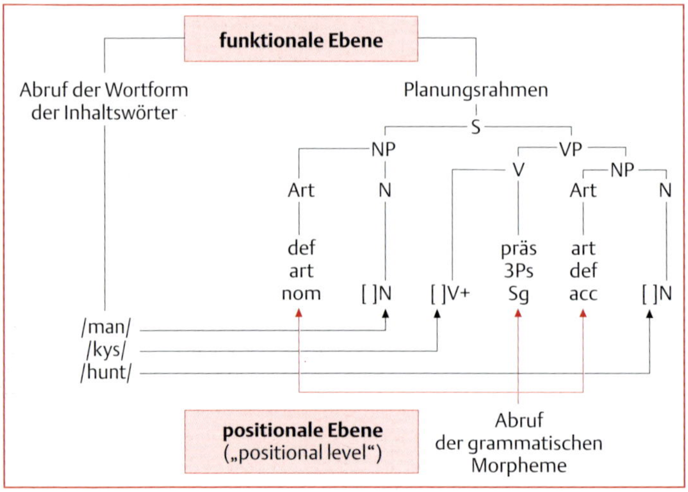

Abb. **21** Satzproduktionsmodell nach Garrett (Ausschnitt).

nalen Ebene erreicht. Im Beispiel hat man jetzt die Elemente <MANN>, <HUND>, <KÜSSEN>. Auf dieser Ebene ist es noch völlig offen, in welcher Weise die Redeabsicht tatsächlich sprachlich ausgedrückt wird, ob aktiv oder passiv, oder ob eine bestimmte Wortstellung gewählt werden soll.

Die Repräsentation der funktionalen Ebene wird durch weitere syntaktische und erste phonologische Prozesse in die **positionale Ebene** umgewandelt (Abb. **21**). Es gibt wieder verschiedene Hauptschritte:

- Zuerst werden in einem 2. Abruf im mentalen Lexikon die **phonologischen Formen** der lexikalischen Items (Inhaltswörter) aufgerufen; zu der im 1. Abruf geholten Bedeutung kommt jetzt die äußere Lautform dazu.
- Zum anderen wird der **Planungsrahmen** erstellt. Ein Planungsrahmen ist eine geordnete Sequenz von grammatischen Merkmalen und Freistellen (slots) für Inhaltswörter.
- Die grammatischen Merkmale werden durch grammatische Morpheme ersetzt; der Abruf dieser Elemente ist der 3. Schritt zur Erreichung der positionalen Ebene.

Die regulären **phonologischen Prozesse** sorgen in der Folge dafür, dass die lexikalischen Items und die grammatischen Morpheme zu normalen Wortformen verschmelzen. Wenn all das abgeschlossen ist, erreicht man die Ebene der **phonetischen Repräsentation**. Die Prozesse, welche die motorische Aktivität steuern, übernehmen diese phonetische Repräsentation und wandeln sie in eine artikulatorische um.

Es sei betont, dass dieses Modell aus dem Studium der englischen Sprache kommt, die eine sehr klare Trennung in lexikalische und grammatikalische Items und weniger Morphologie als das Deutsche aufweist. Nichtsdestotrotz kann das Modell sinnvoll auch für die Betrachtung aphasischer Phänomene im Deutschen angewandt werden.

Äußerungsproduktionsmodell von Levelt

! Das Äußerungsproduktionsmodell von Levelt (1989, 1993) ist ein gemischtes Modell, da es serielle und interaktionistische Ansätze vereint. Allerdings wird versucht, die interaktionistischen Aspekte möglichst eingeschränkt einzubauen.

Das Modell von Levelt ist in gewissen Aspekten dem von Garrett ähnlich, hat aber einige Besonderheiten. Es besteht, vereinfacht in Abb. **22** dargestellt, im Wesentlichen aus 3 Teilen:

- Konzeptualisierer
- Formulator und
- Artikulator.

Dazu kommt noch als zentrale Größe das Lexikon.

Die Aufgabe des **Konzeptualisierers** ist die Generierung der Redeabsicht, die als **präverbale Botschaft** zum Versprachlichen in den Formulator geschickt wird, der die Sprachverarbietung im engeren Sinne darstellt.

Innerhalb des **Formulators** müssen vor allem grammatische und phonologische Enkodierung erfolgen. Besonders wichtig ist auf dieser Ebene das Lexikon bzw. die von ihm gelieferte Information. **Lexikoneinträge** sind geteilt in Lemmainformation und Lexeminformation:

- **Lemmainformation** enthält zum einen die lexikalische Bedeutung, zum anderen aber auch grammatische Informationen wie beispielsweise Wortklasse oder Geschlecht bei Nomina.
- **Lexeminformation** enthält die phonologische Oberflächenform der Einträge.

Es sind vor allem die Lemmas, die den Prozess der grammatischen Enkodierung steuern. Daher nimmt das Lexikon bei Levelt die zentrale Stelle für die Sprachverarbeitung ein.

Die **grammatische Enkodierung** muss morphologische und syntaktische Aufgaben erfüllen, die sich zum Teil über die aktivierte Lemmainformation ergeben.

Die **phonologische Enkodierung** muss die von der grammatischen Enkodierung gelieferte Struktur (mit grammatischen Merkmalen versehene Knoten und Leerstellen) mit phonologischem Material auffüllen; dies passiert primär durch den Abruf der Lexeminformation.

Um am Ende zu einer **phonetischen Struktur** gelangen zu können, bedarf es morphologischer, segmentaler und prosodischer Information:

- Wesentliche Teile der morphologischen Information liefert bereits die grammatikalische Enkodierung.
- Die segmentale Information wird durch Lexeminformationen geliefert.
- Prosodische Information kommt einerseits von den Lexemen, zum anderen von Erfordernissen der Satzstruktur bzw. der konzeptuellen Struktur.

Der Aufbau der phonologischen Repräsentation erfolgt schrittweise, d. h. einzelne Informationen werden zusammengefügt. Jeder kennt die Erscheinung, dass nur Teilaspekte der notwendigen phonologischen Information vorhanden ist (z. B. Silbenzahl, Anfangslaut).

Wesentlich am Formulator ist, dass zum einen das Lexikon und die beiden Enkodierungsprozesse miteinander interagieren und zum anderen der Formulator nicht nur fertige, vollständige gram-

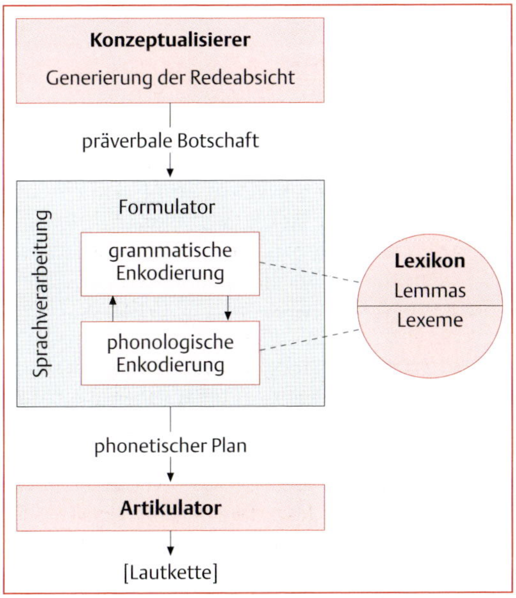

Abb. **22** Äußerungsproduktionsmodell nach Levelt.

matische und phonologische Strukturen an den Artikulator weiterschickt.

Wie oben gezeigt, müssen wir annehmen, dass Konzeptualisierer, Formulator und Artikulator zur gleichen Zeit arbeiten können. Daher ist vorstellbar, dass der erste Teil einer Äußerung bereits artikuliert wird, bevor Formulator oder Konzeptualisierer ihre Arbeit an den folgenden Teilen der Äußerung bzw. deren Generierung abgeschlossen haben. (Man muss dabei allerdings wissen, in welche Richtung eine Äußerung gehen wird.) Es ist z. B. durchaus möglich, zwischengerufene Bemerkungen von Kommunikationspartnern in bereits angefangene Äußerungen einzubauen. Der schrittweise (und parallel ablaufende) Aufbau von Äußerungen und deren schrittweise Ausführung wird **inkrementelle Sprachproduktion** genannt.

Der am Ende erstellte **phonetische Plan** wird an den **Artikulator** weitergereicht. Dieser erzeugt artikulatorische Programme, die unsere Artikulationsorgane steuern.

Wie der Vergleich der beiden Modelle von Garrett und Levelt zeigt, ist das Garrett-Modell eher syntaxlastig, wohingegen das Levelt-Modell sich an der zentralen Größe des Lexikons orientiert. Dies manifestiert sich auch in der Annahme, dass das Verb die zentrale Größe für die Erstellung der grammatischen Struktur einer Äußerung ist. Zudem ist das Modell von Levelt anders als das von Garrett geeignet, selbst nichtsatzwertige Äußerungen zu generieren.

Aphasische Satz- und Äußerungsproduktion

Es ist möglich, unterschiedliche aphasische Erscheinungen einzelnen Repräsentationsebenen und Prozessen der Modelle von Garrett und Levelt zuzuordnen (Schwartz 1987, für das methodische Vorgehen):

!

- Typischerweise sind aphasische Probleme im Garrett-Modell auf der funktionalen und positionalen Ebene und in umgebenden Prozessen zu lokalisieren.
- Im Levelt-Modell sind aphasische Probleme primär im Formulator (bzw. im Lexikon) zu lokalisieren. Dysarthrie wäre ein Problem des Artikulators, im Konzeptualisierer wäre beispielsweise Schizophasie anzusiedeln.

Abstruse Neologismen treten typischerweise an der Stelle von Inhaltswörtern auf. Offensichtlich können Planungsrahmen bzw. grammatische Enkodierung operieren. Allerdings erbringt der Abruf der Wortform der Inhaltswörter (Lexeme) entweder eine völlig entstellte Repräsentation oder gar nichts. Im letzteren Fall muss aus dem Repertoire der Phoneme der Zielsprache eine Auswahl getroffen werden, da eine Äußerung nicht ohne phonologische Information ausgeführt werden kann: Wahllos werden Phoneme (oder Silben) in die Slots bzw. in den grammatischen Rahmen eingesetzt, um dann ganz normal weiter verarbeitet zu werden. Dass abstruse Neologismen primär Inhaltswörter betreffen und kaum grammatische Morphologie, wird in dieser Hinsicht plausibel.

Um ein Beispiel zu nennen: Beim Benennen eines Staubsaugers machte Patient HS (bei gleichzeitiger gestischer Darstellung des Staubsaugens) folgende Äußerungen: „Ja das is das is a tetetee, mit dem tut ma teeeteten". Es ist offensichtlich, dass der 2. Neologismus richtig flektiert ist.

Phonologische Paraphasien lassen sich in den Modellen an verschiedenen Stellen lokalisieren:

- Zum einen können sie auf defizitäre Ergebnisse des Abrufs der Wortform von Inhaltswörtern (Lexeme) zurückgehen. Dann bestünde zwischen abstrusen Neologismen und phonologischen Paraphasien nur ein gradueller Unterschied, wenn man erstere nicht als Zufallsprodukt eines Phonemgenerators betrachtet, der in Kraft tritt, wenn die phonologische Repräsentation der Inhaltswörter leer ist.
- Zum anderen können phonematische Paraphasien Ergebnis einer Störung der Repräsentation auf der positionalen Ebene sein (phonologischer Buffer im Logogen-Modell) bzw. eine Störung der segmentalen phonologischen Enkodierung im Modell von Levelt.

Semantische Paraphasien sind im Modell Garretts bereits auf der funktionalen Ebene vorhanden. Der Abruf der semantischen Einträge hat aus noch zu diskutierenden Gründen zur Auswahl falscher Einträge geführt: Verbale Paraphasien oder – spezieller – semantische Paraphasien sind die Folge.

Semantische Fehlern bei Inhaltswörtern wären bei Levelt mit der gestörten Organisation der Lemmas bzw. mit einem Problem des Zugriffs auf die Lemmas zu erklären. Möglicherweise sind auch bestimmte Lemmas temporär nicht abrufbar, sodass einfach der am höchsten aktivierte (typischerweise semantisch nahe) Eintrag der Umgebung aktiviert wird. Aufgrund einer hier nicht darstellbaren Argumentationskette (Blanken 1991b) nimmt man an, dass bei Störungen der Organisation des semantischen Systems die Fehlermuster eher konsistent, bei Störungen des Zugriffs eher inkonsistent sind.

Manchmal treten semantische und phonematische Paraphasien bzw. Jargon unter relativer Beibehaltung syntaktischer und morphologischer Aspekte auf. Dies wird verstehbar, wenn man das primäre Problem im Zugang oder der Speicherung der Inhalts- und Ausdrucksseite der Inhaltsworter lokalisiert.

Im Gegensatz dazu kennzeichnen sog. **agrammatische** aphasische Personen gerade Schwierigkeiten im Aufbau funktionaler Argumentstrukturen und im Abruf grammatischer Morpheme, wohingegen der Abruf der Wortform der Inhaltswörter relativ gut funktioniert. Diverse agrammatische Erscheinungen lassen sich also in den Prozessen zwischen funktionaler und positionaler Ebene lokalisieren. Wenn grammatische Morpheme ganz wegfallen, bliebe der entsprechende Abrufprozess ergebnislos. Schwierigkeiten mit dem Erstellen von Planungsrahmen führen zum einen zu vereinfachten Strukturen und zum anderen zu Fragmenten, die nur aus wenigen Inhaltswörtern bestehen. Im Modell Levelts wäre dies ein Problem der grammatischen Enkodierung.

Kolk et al. (1985) haben die Hypothese entwickelt, dass das zugrunde liegende Problem bei agrammatischen Sprechern eine pathologisch beeinträchtigende Fähigkeit ist, simultan sprachliche Einträge aktiviert zu halten, um morphologische und syntaktische Operationen durchzuführen. Anders gesagt, haben Agrammatiker einen eingeschränkten Arbeitsspeicher für sprachliche Operationen, welche die funktionale in die positionale Ebene überleiten bzw. welche im Formulator operieren. Zusätzlich vermuten Kolk und Kollegen, dass bei manchen agrammatischen Sprechern bereits der Konzeptualisierer eine vereinfachte präverbale Struktur liefert, die dann mit den eingeschränkten Mitteln des Formulators generierbar ist (sog. Adaptationshypothese).

Garretts serielles Modell war immer wieder Ausgangspunkt für Erweiterungen, die interaktive Aspekte einbringen. Dell (1986) diskutiert vor allem die Füllung der *„slots"* auf der positionalen Ebene unter interaktivem Gesichtspunkt. Auch Harley (1995:265) vermutet, dass die einzelnen Ebenen (als Netzwerke konzeptualisiert) miteinander interagieren können.

Unter einem interaktiven Netzwerkgesichtspunkt kann man annehmen, dass auch syntaktische Verarbeitung durch Aktivation von Einheiten (z. B. Satzrahmen, Phrasen) erfolgt. Wird ein Eintrag ausgewählt, werden andere Einträge inhibiert. Dieses Konzept bietet eine Möglichkeit, **Satzverschränkungen** in ihrer Genese zu erklären (Harley 1990): Die funktionale Ebene aktiviert ein lexikalisches und ein syntaktisches Netzwerk, in denen Lexeme und syntaktische Fragmente oder Strukturen interagieren.

Wie bereits oben gezeigt, ist es wahrscheinlich, dass die Sprachverarbeitung parallel arbeiten kann. Durch den Wegfall inhibierender Verbindungen werden mehrere Satzfragmente oder Strukturen zugleich aktiviert und in der Folge von den nachgeordneten Verarbeitungsschritten unter Serialisierungszwang miteinander verkettet. Nimmt man als das (oder ein) Grundproblem bei Paragrammatismus generell Hypoinhibition an, dann könnte man erklären, warum semantische und phonematische Paraphasien und paragrammatische Fehlleistungen häufig zusammen auftreten (Schlenck 1991: 225). In jedem Fall werden Einträge aktiv, die in einem nichtlädierten System inhibiert würden.

Sprachverstehen

! Sprachverstehen lässt sich in Wort-, Satz- und Textverstehen unterteilen und entzieht sich der direkten Beobachtung.

Dem Sender einer sprachlichen Mitteilung ist, wenn überhaupt, eine **Reaktion des Empfängers** zugänglich. Diese kann sprachlich oder nichtsprachlich, zeitlich unmittelbar oder versetzt erfolgen und muss ihrerseits wieder durch den ursprünglichen Sender interpretiert bzw. verstanden werden. Im Folgenden sollen einige grundlegende Prozesse des Verstehens erläutert werden.

Ein zentraler Diskussionspunkt bei der Analyse des Verstehens ist die Frage, wie Bottom-up- und Top-down-Prozesse beim Verstehen interagieren. Konkret auf die linguistische Verarbeitung bezogen, ist die Frage, ob es überhaupt nötig ist, eine Äußerung vollständig linguistisch aufzuarbeiten, um ihre Bedeutung zu verstehen. Dies soll anhand eines Beispiels aus der syntaktischen Verarbeitung erläutert werden.

Ausgangspunkt ist der Satz: DER GROSSWILDJÄGER SCHIESST DEN LÖWEN. Dieser Satz ist offensichtlich über die sog. **Schlüsselwortstrategie** verstehbar. Wer <GROSSWILDJÄGER>, <LÖWE> und <SCHIESSEN> versteht, kann aufgrund seines **Weltwissens** die Bedeutung des Satzes erschließen. Dabei ist es nicht nötig, eine genaue syntaktische Analyse durchzuführen, die das Ergebnis erbrächte, dass DER das Agens (das handelnde Subjekt) und DEN das Objekt näher bezeichnet, also der GROSSWILDJÄGER die Tätigkeit (im konkreten Falle: SCHIESSEN) ausführt und der LÖWE das Opfer wird.

Allein durch Schlüsselwortstrategie und Weltwissen sind Sätze wie DER GROSSWILDJÄGER TÖTET DEN LÖWEN nicht zu verstehen. Es könnten ja sowohl der GROSSWILDJÄGER als auch der LÖWE den jeweils anderen töten. Erst die grammatische Analyse (DER–AGENS; DEN–OBJEKT) macht auf jeden Fall klar, wer wen tötet. Interessanterweise kann man aber auch den 2. Satz ohne grammatisch-syntaktische Analyse richtig deuten. Der Grund dafür ist die sog. **Agens-Zuerst-Strategie**, die besagt, dass die 1. Nominalphrase in einem Satz handelndes Subjekt (Agens) ist. Hintergrund ist, dass in der Grundwortstellung des Deutschen tatsächlich das Agens typischerweise an 1. Stelle steht.

Erst bei Sätzen mit sog. **Topikalisierung**, bei denen das Subjekt aus der 1. Satzposition wegbewegt wird und ein anderes Satzglied an die 1. Stelle rückt, ist die **syntaktische Verarbeitung** tatsächlich notwendig, um den Satz richtig zu deuten. Den Satz DEN LÖWEN TÖTET DER GROSSWILDJÄGER kann man weder mit Weltwissen und Schlüsselwortstrategie noch mit Agens-zuerst-Strategie richtig interpretieren.

> **!** Wie das Beispiel deutlich zeigt, sind Top-down-Strategien beim Verstehen wesentlich, etwa bei der Integration von Weltwissen. Erwartung und Vorwissen spielen eine zentrale Rolle bei der Frage, ob bzw. wie schnell jemand eine Äußerung versteht.

Verstehensstrategien, die nicht strikt auf Bottom-up-Verarbeitung beruhen, nennt man auch **heuristische Strategien**.

Wesentlichen Anteil am Verstehensprozess hat zudem die **Pragmatik**. Wie jedem Leser vertraut, haben sprachliche Äußerungen oft eine **wörtliche Bedeutung**, die der tatsächlichen **Intention** mehr oder weniger stark widersprechen. Aufgrund unserer pragmatischen Fähigkeiten sind wir beispielsweise in der Lage, sog. indirekte Sprechakte zu verstehen, wenn etwa durch die (feststellende) Äußerung „Hier ist es aber warm" jemand aufgefordert werden soll, ein Fenster zu öffnen. An dem Beispiel sieht man deutlich 2 verschiedene Ausformungen des Begriffs „Verstehen":

- Verstanden hat zum einen, wer weiß, dass der Sprecher die Ansicht hat, dass es in dem Raum warm ist.
- „Richtig verstanden" hat aber zum anderen aus der Sicht des Sprechers nur derjenige, der ein Fenster auch tatsächlich öffnet, um den Zustand der zu großen Wärme zu verändern.

In dieser Weise gibt es viele Beispiele, in denen **formale Aspekte** (Semantik, Form) mit den **funktionalen Aspekten** im Widerspruch stehen, etwa wenn Fragen als Befehle oder Wünsche als Verfluchungen verwendet werden.

Beim Verstehen ist es auch oft nötig, dass wir sog. **Inferenzen**, d. h. Schlussfolgerungen, ziehen. Im folgenden Beispiel muss A aus der Antwort B schlussfolgern, dass B wohl nicht kommen wird. A zieht die Inferenz, dass B nach ihrer Mutter schauen muss und folglich nicht zu A kommen kann. Die Antwort von A ist dementsprechend:

A: Kannst Du heute abend kommen?

B: Meine Mutter ist krank.

A: Naja, vielleicht nächste Woche.

Das große Problem beim Testen von Verstehensleistungen besteht darin, eine gute Versuchsanordnung zu finden. Nur zu oft ist es möglich, aufgrund von Intelligenz und allgemeinen Lösungsstrategien sog. Sprachverständnistests richtig zu lösen (z. B. korrekte Bilder auswählen), auch wenn man in der rein sprachlichen Verarbeitung ein Defizit aufweist. Arbeitet man mit Bildkarten

(z. B. bei Satz/Wort-Bild-Zuordnungen), ist es wesentlich, gute Ablenker anzubieten. Denn unter Umständen sind selbst komplizierte Übungen mit reversiblen und topikalisierten Sätzen über ganz einfache Strategien oder aufgrund von Hinweisen aus dem Übungsaufbau zu lösen.

Modell von Friederici

Friederici (1987) erstellte das sog. **Parallel-Interface-Modell** (Abb. **23**), das grundlegende Prozesse und Strukturen des Sprachverstehens abbildet. Das Modell umfasst 2 parallel arbeitende Systeme:

- Im **linguistischen System** wird der sprachliche Input zuerst phonologisch, dann syntaktisch und am Ende semantisch verarbeitet. Alle 3 Ebenen arbeiten autonom und bilden modulare Prozessebenen. Alle 3 Ebenen beziehen Informationen aus dem mentalen Lexikon, in dem auch noch ein spezielles Sublexikon für grammatische Morpheme postuliert wird.
- Im **konzeptuellen System** wird die vom linguistischen System erzeugte Repräsentation (typischerweise die „wörtliche Bedeutung") mittels eines generellen Prozessors verarbeitet, der Informationen aus dem Kontext (z. B. Gestik, Mimik) und dem Weltwissen bzw. allgemeine Verstehensstrategien heranzieht, um zu einer **pragmatisch korrekten Interpretation** der zu verstehenden Äußerung zu kommen.

Interessanterweise verfügt das konzeptuelle System trotz der an sich modularen und unabhängigen Organisation des linguistischen Systems sehr früh über Informationen aus den einzelnen linguistischen Ebenen, da die einzelnen Ebenen ihre Informationen nicht nur an die nächsthöhere linguistische Ebene weitergeben, sondern über das Parallel-Interface immer auch an das konzeptuelle System. Wichtig bei Friedericis Ansatz ist die Annahme, dass das linguistische System automatisch eine grammatische Analyse des sprachlichen Inputs erzeugt – auch in Fällen, in denen dies gar nicht nötig wäre, wenn beispielsweise Schlüsselwortstrategie allein auch zum Ziel führen würde.

Modell von Levelt

Das Modell des Verstehens nach Levelt (1993) (Abb. **24**) ist quasi das Spiegelbild des Modells zur Äußerungsproduktion und besteht aus 3 Teilen: dem akustisch-phonetischen Prozessor, dem Parser und dem für Verstehen und Produzieren zuständigen Konzeptualisierer.

- Im **akustisch-phonetischen Prozessor** wird das sprachliche Signal in eine **phonetische Repräsentation** überführt, die zum Parser geschickt wird.
- Im **Parser** selbst finden hauptsächlich 2 Verarbeitungsschritte statt: zuerst das phonologische und dann das grammatische Dekodieren. Beide Prozesse beziehen Informationen aus dem Lexikon bzw. werden durch das Lexikon erst möglich:

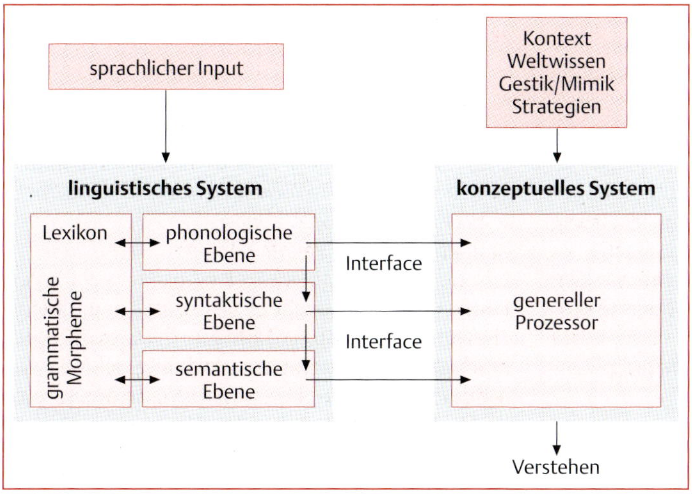

Abb. **23** Parallel-Interface-Modell (nach Frederici 1987).

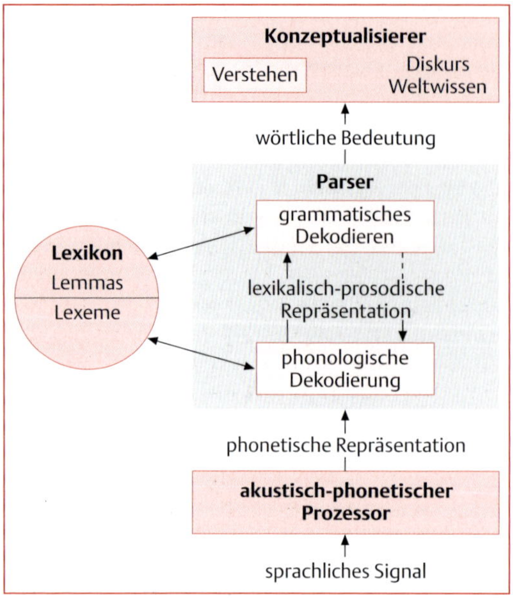

Abb. **24** Modell des Sprachverstehens (nach Levelt 1993).

- Beim **phonologischen Dekodieren** wird in erster Linie die Lexeminformation (Forminformation) genutzt, um die phonetische Repräsentation in eine segmental und morphologisch organisierte Kette zu gliedern. Dieser Prozess könnte ähnlich dem Vorgehen des Kohortenmodells verlaufen (s. o.). Die morphologische Gliederung wird zudem durch eine **prosodische Analyse** unterstützt, da Inhaltswörter typischerweise initial stärker betont werden.
  Das Ergebnis der phonologischen Dekodierung ist eine **lexikalisch-prosodische Repräsentation**, die an den grammatischen Dekodierungsprozess weitergeschickt wird. Auch für das Verstehen gilt inkrementelles Vorgehen. Mit anderen Worten, sobald die phonologische Dekodierung Wörter erkannt hat, werden diese weitergeschickt, bevor der Rest einer Äußerung verarbeitet ist.
- Beim **grammatischen Dekodieren** werden zum einen semantische, zum anderen syntaktische Verarbeitungsschritte nötig. Beide Schritte erfolgen relativ unabhängig voneinander.

Beim **syntaktischen Dekodieren** wird aufgrund des hereinkommenden Materials immer die einfachste Struktur erzeugt. Wenn später hereinkommendes Material eine Re-Analyse notwendig macht, wird diese durchgeführt. Beispielsweise wird beim Vorliegen des Fragments DIE FRAU STREICHELT angenommen, dass die Nominalphrase Nominativ (also grammatisches Subjekt) ist; folgt jedoch DER MANN, wird klar, dass die erste Nominalphrase Akkusativ (also grammatisches Objekt) ist.

Die **semantische Analyse** erzeugt die Bedeutung der Inhaltswörter und die (semantischen) Funktionen der einzelnen Teile. Wesentlichen Anteil an der grammatischen Dekodierung hat die aus dem Lexikon gelieferte Lemmainformation. Der Parser erzeugt also die wörtliche Bedeutung. Diese ist dann die Grundlage für die Weiterverarbeitung im Konzeptualisierer, der die wörtliche Bedeutung in den Diskurs einarbeitet, wobei Weltwissen und Kontext wichtige Rollen spielen. Erst dann ist das richtige und vollständige Verstehen einer sprachlichen Äußerung möglich.

Aphasisches Verstehen

! In der neoklassischen Lehrmeinung spielt die Verstehensleistung keine differenzialdiagnostische Rolle.

Es ist aber seit langem bekannt, dass Verstehen ein komplexer und vielschichtiger Prozess ist, der durch verschiedene Ursachen beeinträchtigt werden kann, sodass es zu klar unterscheidbaren Symptomatiken kommen kann.

! Eine zentrale Frage der Aphasiologie ist, ob im Verstehen und Produzieren notwendigerweise **parallele Defizite** auftreten.

Je nach Definition der Aphasie wird man diese Frage unterschiedlich beantworten. Unabhängig von definitorischen Standpunkten ist Folgendes festzuhalten: Obwohl aphasische Personen häufig Probleme beim Verstehen haben, deren Schwerpunkte auf den gleichen linguistischen Ebenen liegt wie bei Problemen der Produktion, gibt es eine Reihe von Untersuchungen, die zwischen den Modalitäten deutliche Leistungsunterschiede und **modalitätsspezifische Defizite** dokumentieren (Tyler 1987). Deshalb empfiehlt es sich, produktive und rezeptive Leistungen getrennt zu betrachten.

Die Aussage, dass ein Aphasiker Verstehensprobleme hat, ist an sich nicht sehr informativ. Wie bereits erwähnt, können Probleme auf der phonologischen, semantischen und (morpho-)syntaktischen Ebene auftreten. Im Hinblick auf die vorgestellten Modelle nimmt man generell an, dass das konzeptuelle System (bzw. der Konzeptualisierer) bei Aphasie nicht beeinträchtigt ist. Die Ursache *aphasischer* Verstehensdefizite sind im linguistischen System bzw. im Parser zu lokalisieren. Tatsächlich kann man schwerpunktmäßige Verstehensprobleme einzelnen Teilbereichen der vorgestellten Modelle zuordnen.

Probleme in der **phonologischen Dekodierung** bzw. auf der phonologischen Ebene haben weit reichende Konsequenzen, weil den nachfolgenden Prozessen bzw. Ebenen die Grundlage zur weiteren Informationsverarbeitung fehlt. Es wird vermutet, dass bestimme Aphasiker (die oft als sog. Wernicke-Aphasiker klassifiziert werden) Probleme mit der phonologischen Dekodierung haben (Übersicht in Goodglass 1993:126 f). Dennoch können viele Patienten gut zwischen Minimalpaaren ([tʏr] vs. ([tor]) unterscheiden, was gegen ein primäres Problem in der phonologischen Dekodierung spricht (Baker et al. 1981). Zudem sind viele Fehlleistungen von diesen Patienten eindeutig semantisch; auch aus diesem Grund kann die pathologische Ursache *im Allgemeinen* nicht primär phonologisch sein.

Falsche Zuweisungen von Phonemen führen dazu, dass bei Inhaltswörtern Bedeutungen von Wörtern lautlicher Ähnlichkeit verstanden werden. Dies zeigt sich deutlich bei Wort-Bild-Zuordnungsaufgaben, die phonologische Ablenker unter den Bildern aufweisen. Bei Störungen des Lexikons gibt es verschiedene Aspekte, weil das Lexikon aus verschiedenen Subkomponenten besteht (Logogen-Modell):

- Bei einer Störung der Lexeme sind phonologisch motivierte Fehler zu erwarten – in Wort-Bild-Zuordnungen würden phonologische Ablenker gewählt werden.
- Bei einer Störung der Lemmas sind semantische Fehler zu erwarten – in Wort-Bild-Zuordnungen würden semantische Ablenker gewählt werden.

Doch wie unterscheidet man phonologische Dekodierungsprobleme von Störungen der Lexeme? Allein die Auswahl der phonologischen Ablenker gibt keinen Hinweis; hier empfiehlt sich ein Vorgehen wie beim Logogen-Modell.

Immer wieder treten schwerpunktmäßig isolierte Verstehensprobleme bei Inhaltswörtern auf (bei Intaktheit der syntaktischen Verarbeitung!); man kann also von einer spezifisch (wort)semantischen Störung sprechen, welche die anderen Prozesse relativ intakt lässt.

Viele Untersuchungen zum Verstehen wurden auf der Ebene der Syntax durchgeführt (Caplan 1987). Probleme mit der syntaktischen Ebene bzw. dem **grammatischen Dekodieren** wurden vor allem an sog. Broca-Aphasikern mit Agrammatismus untersucht. Grund dafür war die Annahme, bei diesen läge neben dem expressiven auch ein rezeptiver Agrammatismus vor. Und tatsächlich zeigte sich, dass diese Personen trotz nachweislich guter Verstehensleistungen im Alltag und trotz guten Wortverständnisses Schwierigkeiten haben, Sätze zu verstehen, die auf einer genauen Analyse der syntaktischen Struktur basieren. Es wurde angenommen, dass agrammatische Personen Sätze primär über allgemeine heuristische Strategien verstünden.

Tatsächlich ist es bei vielen Sätzen mit einfacher Struktur möglich, über Schlüsselwortstrategie, Weltwissen und Agens-Zuerst-Strategie zu einer richtigen Deutung zu kommen. Auf der Grundlage von Friedericis Modell würde also der generelle Prozessor dafür sorgen, dass das syntaktische Defizit nicht so leicht bemerkbar würde. Friederici postuliert in ihrem Modell ein Sublexikon für grammatische Morpheme; bei Agrammatismus könnte nun gerade der Zugriff auf die dort gespeicherten Elemente problematisch bzw. die Möglichkeit für die Aphasiker eingeschränkt sein, die Information der geschlossenen Klasse syntaktisch auszunützen. Diese Position ist als **„lexikalische" Hypothese** für agrammatisches Verstehen bekannt.

Wie Caplan & Hildebrandt (1988) anhand einer Untersuchung von über 100 Aphasikern zeigen konnten, korrelieren die syntaktischen Verstehensprobleme allerdings nur schlecht mit der klassischen Taxonomie vom Typ Boston, mit anderen Worten, rezeptiver Agrammatismus ist nicht auf Broca-Aphasie beschränkt, sondern tritt bei verschiedenen Syndromen auf, und expressiver Agrammatismus ist nicht notwendigerweise von rezeptiven Agrammatismus begleitet.

Verstehensprobleme auf der Satzebene können aber auch aufgrund **semantischer Probleme** auf der Wortebene entstehen; beispielsweise wenn die Verbbedeutung problematisch ist.

Aufgrund unzureichender Informationen aus dem Parser bzw. dem linguistischen System sind Konzeptualisierer bzw. konzeptuelles System bei Aphasie im Übermaß darauf angewiesen, auf generelle Strategien zurückzugreifen. In diesem Zusammenhang wird auch klar, dass Aphasiker beim Textverstehen Probleme haben werden, wenn Schwierigkeiten auf der phonologischen, der syntaktischen oder der semantischen Seite die Verarbeitung relevanter linguistischer Information verunmöglichen. Trotzdem können Aphasiker über eine Art „ganzheitliches" Verstehen oft Zusammenhänge gut erfassen.

! Neben den spezifischen Störungsbereichen zeigt es sich, dass **aphasisches Verstehen** generell **multifaktoriell beeinflusst** wird.

Schulte & Brandt (1989) listen wesentliche Größen, die für Aphasiker im Allgemeinen relevant sind:

- Zuerst seien die **linguistischen Faktoren** genannt:
  - Lange, syntaktisch komplexe, passive oder topikalisierte Sätze sind schwerer zu verstehen als kurze, syntaktische einfache, aktive und nichttopikalisierte Sätze.
  - Direkte Bedeutungen, Redundanz, konkrete Inhalte und hoch frequente Wörter erleichtern das Verstehen.
- **Faktoren der Darbietung** betreffen Betonung, Lautstärke, Sprechgeschwindigkeit und Pausensetzung und -häufigkeit. Auch mit diesen kann man die Verstehensleistung der Patienten positiv beeinflussen.
- **Zuhörerfaktoren** sind Aufmerksamkeit, Interesse, Müdigkeit, Tagesverfassung und sonstige persönliche Merkmale, die das Verstehen (negativ) beeinflussen können.

Kommentar & Literaturhinweise

Die Erfassung aphasischer Symptome durch modellbezogene Diagnostik ist das Kernstück der kognitiven Neurolinguistik. Innerhalb dieser Diskussion nimmt das Logogen-Modell eine zentrale Stelle ein. Eine Auseinandersetzung mit diesem Modell lohnt sich noch immer. Darauf bezogene Diagnostik ist mit den Materialien von Blanken (1999), Blanken et al. (1999) sowie mit LEMO (Lexikon modellorientiert; De Bleser et al. 2004) möglich.

Auch therapeutische Übungen beziehen sich immer stärker auf dieses Modell. Zudem orientieren sich software- bzw. internetbasierte Übungssammlungen am Logogen-Modell (z. B. Seewald et al. 2004).

Die Vitalität des Einzelfallansatzes unter psycholinguistischer Orientierung kann man gut sehen in Mortley (1999), White-Thomson (1999), Sheridan (1999) und im Überblick von Basso (2003:125 – 152).

5 Krankheitsverlauf und -folgen

Most patients who have suffered acute onset of aphasia improve over the succeeding months. The precise cours of recovery, its speed and duration, and reasons for this are still largely unknown.
Basso 1992:337

An individual's aphasia is a family problem.
Davis 1983:2909

5 Krankheitsverlauf und -folgen

Auch bei Aphasien lassen sich Verläufe beschreiben, obwohl wesentliche sprachliche Erscheinungen bei chronischer Aphasie relativ stabil bleiben. Wie in diesem Kapitel zudem deutlich wird, ist Aphasie wesentlich mehr als ein Bündel von linguistisch beschreibbaren Symptomen.

Verlauf und Prognose der Aphasie

Verlauf

Ganz allgemein sind wesentliche Erscheinungen des Verlaufs einer Aphasie aufgrund allgemeiner Erscheinungen nach Hirnschädigung erklärbar. In der Zeit unmittelbar nach dem hirnschädigenden Ereignis (im Falle der typischen Aphasie ein Trauma oder ein zerebrovaskulärer Insult) kommt es häufig zur sog. Spontanremission.

> **!** Bei einer **Spontanremission** bildet sich die aphasische Symptomatik mehr oder weniger stark von selbst zurück.

Die Angaben über die Dauer der Spontanremission variieren: Sie reichen von 1 Monat (z. B. Culton 1969) bis zu über 1 Jahr (z. B. Sands et al. 1969). Typischerweise geht man von 6 Monaten (bis maximal 1 Jahr) aus, wobei die größten Veränderungen in den ersten 3 Monaten auftreten. Danach beobachtete Rückbildungen fallen geringer aus. Zirka ein Drittel der Betroffenen erreicht nach maximal 1 Jahr einen prämorbiden Sprachzustand.

Innerhalb der Aphasien wird – allerdings bei sehr variablem Sprachgebrauch – zwischen akuten, postakuten und chronischen Aphasien unterschieden:

> **!**
> - Die Dauer der **Akutphase** wird üblicherweise auf den Zeitraum der 1. bis maximal 6. Woche nach dem Ereignis eingeschränkt (Wallesch 1993:18).
> - Die Zeit zwischen Akutphase und chronischer Phase wird als **postakut** bezeichnet.
> - Die **chronische Phase** beginnt spätestens nach 4 – 6 Monaten.

Die Unterschiede zwischen akuten und chronischen Aphasien (vor allem bei Schlaganfall) lassen sich wie folgt zusammenfassen:

> **!**
> - Bei **akuten Aphasien** kommt es häufig zu sich rasch verändernder Symptomatik. Die Akutphase ist oft durch Beeinträchtigungen der Basisleistungen (z. B. Aufmerksamkeit, Belastbarkeit, Bewusstsein) gekennzeichnet.
> - **Chronische Aphasien** sind wesentlich stabiler. Stabile Symptommuster (Individualsyndrome) formen sich erst in der chronischen Phase aus und sind in der Akutphase kaum zu finden. Die Beeinträchtigungen der Basisleistungen beeinflussen die Sprachverarbeitung in der postakuten und chronischen Phase nicht mehr so stark.

Generell anders zu betrachten sind aphasische Störungen aufgrund **demenzieller Ätiologie**. Hier ist eher von einer Verschlechterung der aphasischen Symptomatik auszugehen.

Gut dokumentiert ist inzwischen der Verlauf der **primär progressiven Aphasien** (Duffy & Peterson 1992, Kirshner 1995c). Diese sind gekennzeichnet durch sich verschlechternde sprachliche

Leistungen bei relativ konstanter kognitiver Leistung und bei normalen Alltagsfähigkeiten der Patienten.

Die primären progressiven Aphasien sind von Sprachauffälligkeiten zu trennen, wie sie beispielsweise bei Alzheimer-Patienten auftreten, bei denen die sprachliche Symptomatik Teil der kognitiven Problematik der Patienten ist. Der Zeitraum isolierter sprachlicher Symptomatik kann von 1 – 15 Jahren reichen. Da sich die primären progressiven Aphasien in der Symptomatik aber im Verlauf stark verändern können, ist eine besonders genaue Erfassung der Leistungen in regelmäßigen Abständen erforderlich.

Prognose

In der Literatur werden verschiedene **prognostische Faktoren** genannt, die sich auf den Verlauf einer Aphasie auswirken können (Kertesz 1984, Basso 1992). Diese zumeist plausiblen Faktoren, die für die häufig gestellte Frage der Prognose relevant sind, sind aber immer nur Ausdruck von statistischen Tendenzen und lassen isoliert für den Einzelfall keine gesicherte Vorhersage zu.

Auf der Ebene der **Syndrome** haben bestimmte Syndrome eine bessere Prognose als andere: Nach Huber et al. (1989) ist die Prognose für die amnestische Aphasie günstig, die der globalen Aphasie eher ungünstig. Dies könnte mit dem Schweregrad der Aphasie zu tun haben.

! Ein wesentlicher Aspekt ist der **Zeitpunkt nach verursachendem Ereignis**, zu dem aphasische Symptome festgestellt wurden. Je später dieser Zeitpunkt, desto schlechter die Prognose.

Illustrativ sind Ergebnisse von Wade et al. (1986): Nur ein Viertel der Patienten, die nach 1 Woche aphasische Symptomatik zeigten, hatten diese noch nach 6 Monaten; von denen, die 3 Wochen nach dem Schlaganfall unter Aphasie litten, war dies bei 82% auch nach 6 Monaten noch der Fall. Innerhalb der akuten Phase scheint das erhaltene Situationsverständnis in der Kommunikationssituation ein gutes Zeichen zu sein (Wallesch 1993).

Oft wird das **Geschlecht** als prognostischer Faktor genannt: Frauen sollen eine bessere Rückbildung aufweisen als Männer (Basso et al. 1982). Eine genaue Analyse (z. B. Basso 1992) zeigt jedoch, dass es beide Hypothesen (kein Geschlechtsunterschied / Frauen besser als Männer) durch verschiedene Studien unterstützt werden.

Ein unklarer Faktor ist auch die **Händigkeit** der Patienten. Gloning et al. (1976) berichten aus einer Untersuchung mit 107 Aphasikern, dass Linkshänder eine bessere Prognose haben als Rechtshänder. Basso et al. (1990) fanden keinen Unterschied der Rückbildung in Beziehung zur Händigkeit.

! Eine wesentliche prognostische Rolle spielen Ätiologie, Ort und Ausmaß der Hirnschädigung.

Bei der **Ätiologie** scheinen traumatische Aphasien eine bessere Prognose zu haben als zerebrovaskuläre Aphasien (Luria 1970). Es ist allerdings möglich, dass es sich um ein Artefakt handelt, weil die traumatischen Patienten zum einen jünger und zum anderen insgesamt neurologisch stabiler sind als die zerebrovaskulären Patienten. Eine schlechtere Prognose haben naturgemäß Aphasien demenziellen Ursprungs.

Die **Größe einer Läsion** weist eine direkte Beziehung zur Schwere der aphasischen Symptomatik auf. Und je größer die Läsion, desto schwerer die Aphasie (Kertesz 1979). Darüber hinaus bleibt es aber relativ unklar, inwieweit die Größe der Läsion an sich die Rückbildung beeinflusst.

Der **Ort der Läsion** ist für viele Wissenschaftler eng mit dem auftretenden Syndrom verbunden; wenn es so ist, so bestimmt die Läsion natürlich die Prognose, weil bestimmte Syndrome eine bessere Prognose haben als andere. Generell scheinen anteriore Läsionen eine bessere Prognose zu haben als posteriore.

Das **Alter** der aphasischen Personen an sich spielt keine wesentliche Rolle für die Rückbildung der Symptomatik oder für die Therapieerfolge bei Aphasie (Basso 1992). Zwar gibt es Studien, die bessere Rückbildungschancen für jüngere Aphasiker zeigen, doch sind diese oft nicht eindeutig, weil Alter nicht das einzige die Gruppen unterscheidende Kriterium war.

! Weitere einflussreiche Faktoren sind Begleitsymptomatik, Motivation, soziales Umfeld (Boisclair-Papillon 1993:178 – 185) sowie allgemeiner Gesundheitszustand. Auch hohes prämorbides Intelligenzniveau verspricht eine gute Prognose (Prosiegel 1991:22).

Folgen der Aphasie

Menschen mit Aphasie haben neben den sprachlichen auch mit vielen anderen Problemen zu kämpfen. Nach Schlaganfällen im Allgemeinen und bei chronischer Aphasie im Besonderen gibt es viele persönliche Probleme, die häufig unter dem Begriff **psychosoziale Folgen** gefasst werden (Williams 1996). Diese sind ein enormes Erschwernis in der Rehabilitation von Aphasikern. Begleiterscheinungen wie körperliche Einschränkungen (z. B. eine Hemiparese oder Hemiplegie) tragen typischerweise zur Verstärkung der im Folgenden genannten Probleme bei, doch sind sie nicht das vorherrschende Thema dieses Abschnitts.

Ein Schlaganfall führt bei den überlebenden Patienten oft zu **emotionalen Reaktionen**. Gainotti (1972) beschreibt 3 Typen:

- Katastrophenreaktion (Angst, Agression, Verzweiflung, Fluchen etc.)
- differenzierter Ausdruck von Angst und Depression
- Indifferenz bis zur Euphorie.

Bei linkshemisphärischen Insulten ist die Katastrophenreaktion besonders häufig. Ebenso tritt immer wieder Anosognosie (Nichtwahrnehmen der Krankheit) bei aphasischen Personen auf.

Létourneau (1993) stellt bei aphasischen Personen folgende typische Symptome fest: Angstzustände, Verleugnung der Probleme, unrealistische Erwartungen, Regression, Egozentrismus und Infantilismus, Verlust des Selbstwertgefühls, Einsamkeit und Isolation, emotionale Instabilität, Aggression, Scham- und Schuldgefühle, Passivität, Enthemmung, Euphorie, Depression.

Depressionen

Ein zentrales, oft vernachlässigtes Thema sind Depressionen bei Aphasie. Depressionen nach Schlaganfällen sind häufig (Angaben variieren zwischen 20 und 80%; cf. Robinson & Starkstein 1990, Williams 1996:306):

> **!** Schätzungsweise ein Drittel aller Aphasiker weist depressive Erscheinungen auf (Herrmann et al. 1992).

Nichtflüssige Aphasiker scheinen stärker betroffen zu sein als flüssige Aphasiker (Robinson & Benson 1981). Zeichen der Depression sind Schlaflosigkeit, Müdigkeit, Energieverlust, Gefühl der Unfähigkeit, geringes Selbstwertgefühl, Selbstmitleid, Schuldgefühle, herabgesetzte Leistungsfähigkeit, Unkonzentriertheit, Interessenlosigkeit, leichte Irritierbarkeit, psychomotorische Unruhe, eingeschränkte Kommunikativität, Entscheidungsverweigerung, Pessimismus, Weinen, Suizidgedanken.

Die depressiven Erscheinungen können zu jedem Zeitpunkt in den ersten 2 Jahren nach dem Schlaganfall auftauchen (Robinson & Starkstein 1990). Eine wichtige Frage ist natürlich, ob eine Depression nach Schlaganfall kausal mit der Hirnschädigung zusammenhängt oder rein reaktiv auf die neue Situation (hinsichtlich Familie, Beruf etc.) erfolgt. Herrmann et al. (1992:19 ff) unterscheiden daher primäre, sekundäre und tertiäre depressive Veränderungen, die auch eine gewisse Beziehung zum Verlauf der Aphasie haben:

- **Primäre Depressionen** sind direkte Folgen der zerebralen Läsion (insbesondere linkshemisphärischer Läsionen im Versorgungsgebiet der A. cerebri media).
- **Sekundäre Depressionen** entstehen als Reaktion auf die Wahrnehmung und (Nicht-)Verarbeitung der aphasischen (und anderen) Probleme. Besonders betroffen sind Aphasiker, welche die Konsequenzen und den Umfang ihrer Erkrankung nicht wahrnehmen wollten und/oder hofften, rasch wieder vollkommen gesund zu werden. Hier scheint der Aufenthalt in stationären Rehabilitationseinrichtungen mit umfangreichen diagnostischen und therapeutischen Tätigkeiten oft die entscheidende auslösende Rolle zu spielen.
- Die **tertiäre Form der Depression** entsteht als Reaktion auf die veränderte psychosoziale Situation und tritt besonders in Erscheinung, wenn die Patienten nach der stationären Versorgung sich wieder in ihren gewohnten Alltag integrieren möchten, dieses aber wegen der chronischen Erkrankung nur bedingt möglich ist.

Depressionen wirken sich negativ auf rehabilitative Maßnahmen aus. Besonders im ersten halben Jahr nach dem ursächlichen Ereignis, in dem besonders gute Erfolgschancen bestehen, können depressive Erscheinungen rehabilitative Maßnahmen stark beeinträchtigen.

Soziales Umfeld

Aber nicht nur die Betroffenen selbst, auch **Angehörige** von aphasischen Personen haben mit großen Problemen zu kämpfen (Johannsen-Horbach et al. 1993). Nicht ohne Grund bezeichnen Buck (1968) und Davis (1983) Aphasie als „Familienkrankheit“. Eine Familie ist ein System mit genau verteilten Rollen. Verändert sich die Möglichkeit eines Familienmitglieds, seine Rolle zu erfüllen, kommen automatisch auch die Rollen der anderen Familienmitglieder in Bewegung. Währborg (1991: 38 f) fasst die auftretenden Schwierigkeiten in 3 Bereiche zusammen:

- Angehörige selbst zeigen depressive Symptomatik (Angst, Schuldgefühle, Reizbarkeit etc.).
- Die Art und die Qualität der Interaktion zwischen Aphasikern, Ehepartnern und Angehörigen verändern sich.
- Geringes oder fehlendes Wissen über die Problematik der Aphasie (oder der sonstigen Folgen) führt zu Missverständnissen und oft unrealistischen Hoffnungen der Angehörigen.

Bereits Biorn-Hansen (1957) berichtet vom Rollenwechsel in der Familie, von eingeschränktem Sexualleben der Betroffenen (cf. Létourneau 1993:80–83) und von der Abhängigkeit von Betroffenen aufgrund überprotektiver Reaktionen der Angehörigen. Tatsächlich müssen Ehepartner Aufgaben des aphasischen Partners übernehmen. Häufig liegen ökonomische Situation, Erziehung und Alltagsaufgaben plötzlich völlig im Aufgabenbereich des nichtaphasischen Partners. Labourel & Martin (1993:160 ff) beschreiben sich verändernde Beziehungen von aphasischen Eltern zu ihren Kindern; vor allem Männer haben Schwierigkeiten mit echtem oder vermeintlichem Autoritätsverlust.

Wichtig ist in der sich neu einstellenden Familiensituation, dass der Betroffene den Umständen entsprechend wieder maximale Selbständigkeit erlangen kann. Infolge von Überprotektion werden Aphasiker durch Angehörige jedoch oft in die Rolle von Kleinkindern gedrängt – selbst die für sie bewältigbaren Tätigkeiten übernehmen Angehörige. Die anzustrebende (Teil-)Autonomie kann so nicht erreicht werden.

Weiterere psychosoziale Folgen sind die **soziale Isolation** und oft auftretender **Arbeitsplatzverlust** bei erwerbstätigen Betroffenen. Durch die sprachlich-kommunikative Beeinträchtigung ist es oft nicht möglich, die gewohnten sozialen Kontakte aufrechtzuerhalten. Zudem ist für die meisten Aphasiker eine berufliche Wiedereingliederung oft nicht mehr möglich, hängen die Erfordernisse des Berufslebens doch häufig an sprachlicher Fertigkeit, ganz abgesehen vom Problem zusätzlicher körperlicher und kognitiver Beeinträchtigungen.

Kommentar & Literaturhinweise

Zum Verlauf der Aphasie und den zugrunde liegenden Mechanismen orientieren knapp Kessler et al. (2003:66–71).

Aphasie ist für die Betroffenen und ihre Angehörigen normalerweise eine Katastrophe. Dies darf bei der Betrachtung der Symptome und Individualsyndrome nie übersehen werden. Über den Umgang mit Aphasie mit all ihren Folgeproblemen ist das Buch „Coping with Aphasia“ von Lyon (1998) sehr informativ. Für eine psychologische Sicht der Aphasie empfiehlt sich Tanner (1996).

Über die Probleme aphasischer Menschen und ihrer Angehörigen informiert die Zeitschrift *Aphasie und Schlaganfall* des Bundesverbandes Aphasie.

6 Diagnostik und Therapie

What a clinician sees, or at least deems worthy of note, in his assessment of aphasic patients is determined, in large part, by his own preconceptions.

Benton 1984:41

[T]here is sufficient experimental evidence that aphasia therapy in general is effective for aphasic patients.

Basso 2003:xi

6 Diagnostik und Therapie

Aus medizinischer Sicht muss man rasch zu einer Entscheidung kommen, ob eine Aphasie vorliegt oder nicht, um früh entsprechende therapeutische Maßnahmen einleiten zu können. Grundlage für eine fundierte Sprachtherapie ist eine differenzierte sprachtherapeutische Diagnostik.

Diagnose der Aphasie

Diagnostik ist **theorie- und zielabhängig**. Aus diesem Grund unterscheiden sich verschiedene Diagnoseinstrumente in vielerlei Hinsicht. Wie auch immer die Ausrichtung, es geht primär um die folgenden Fragen:

- Liegt eine Aphasie vor?
- Welche Leistungen sind erhalten bzw. gestört?

Liegen nachweislich aphasische Störungen vor, ist zu klären, ob die Erkenntnisse ausreichen, sprachtherapeutische Intervention zu planen.

Sinnvoll ist es, ein Diagnoseinstrument zu haben, mit dem auch der **Verlauf** und die **Effektivität** der Sprachtherapie erfassbar sind.

Unter zeitökonomisch-klinischen Gesichtspunkten ist es wesentlich, schnell zu einer Diagnose zu kommen. In der medizinischen Diagnostik ist es üblich, aufgrund weniger *Leitsymptome* schnell zu einer Entscheidung zu kommen, damit vertiefende sprachtherapeutische Diagnostik oder therapeutische Maßnahmen umgehend eingeleitet werden können.

Diesem Bedürfnis kommt der neoklassische Syndromansatz entgegen: Aufgrund weniger **Leitsymptome** (z. B. Agrammatismus, phonologische Paraphasien) lässt sich eine **Diagnose** (z. B. Broca-Aphasie) stellen, und mit diesem Kürzel „Broca-Aphasie" lassen sich (angeblich) wesentliche Informationen über einen Patienten mitteilen. Deshalb hat die Idee der Syndrome (trotz heftiger Kritik) noch immer Anhänger (z. B. LaPointe 1997).

Die erste und entscheidende Frage ist – wie bereits erwähnt –, ob überhaupt eine Aphasie, unabhängig von der speziellen Ausformung derselben, vorliegt. Um diese Frage beantworten zu können, muss man nach bestimmten Kriterien fragen. Diese sind von der Definition der Aphasie abhängig. Dass dieser Bezugsrahmen zum Teil kontrovers ist, wurde im 1. Kapitel dargelegt. Ein nahe liegendes Beispiel ist die Frage, ob bei Demenz Aphasien vorliegen können oder nicht.

Ausgehend von der Bestimmung der Aphasie als **neurogene, multimodale Störung der Sprachverarbeitung** muss zum einen eine neurologisch nachweisbare organische Veränderung des Gehirns vorliegen, zum anderen muss das Sprachverhalten in bestimmter Weise vom Sprachverhalten Sprachgesunder abweichen bzw. bestimmte Symptome aufweisen. Ersteres ist üblicherweise aufgrund der medizinischen Informationen klar, wenn man sich auf die Ätiologien geeinigt hat, die zu Aphasien führen können.

Wesentliche aphasische Symptome wie nichtflüssige Sprache, Perseverationen, Jargon, Agrammatismus und andere sind leicht zu erkennen. In gewisser Weise ist es also gar nicht schwer, Aphasien festzustellen, vor allem dann nicht, wenn man über klinische Erfahrung verfügt. Doch mit einem *subjektiven* Erkennen aphasischen Sprachverhaltens und der dadurch begründeten Diagnosestellung ist es nicht getan.

Um zu einer fundierten sprachtherapeutischen Diagnostik kommen zu können, bedarf es einer genauen Darstellung der wesentlichen Symptome

- auf den einzelnen linguistischen Ebenen und
- in allen Modalitäten (Sprechen, Verstehen, Lesen, Schreiben).

Man muss das sog. *linguistische Profil* erstellen (Tesak 2005b: 29–63). Für diesen Zweck ist es unumgänglich, zum Teil auch zeitlich aufwendige Diagnose- oder Testverfahren durchzuführen.

Symptomorientierte Testverfahren

Um zu einer genauen Beschreibung aphasischer Symptome zu kommen, werden typischerweise den untersuchten Personen verschiedene **Aufgaben** gestellt, deren Bewältigung dann die Grundlage für die genaue Beurteilung der Leistungsfähigkeit der Untersuchten sind. Man unterscheidet häufig zwischen informellen Aufgabensammlungen und formellen Testverfahren, kurz Tests genannt:

- **Informelle Verfahren**, die auf individuelle Bedürfnisse zugeschnitten sind und auf der persönlichen Erfahrung beruhen, werden häufig von erfahrenen Therapeut(inn)en verwandt. Der Nachteil solcher informellen Verfahren ist, dass sie nur wenigen bekannt sind und es für Nichteingeweihte nicht möglich ist, die Diagnosegrundlage nachzuvollziehen. Häufig handelt es sich um zufällig zusammengestellte Aufgabensammlungen, deren diagnostischer Wert fraglich ist.
- Eine wesentliche Erleichterung für die Diagnose einer Aphasie bieten möglichst standardisierte **Tests**, die auch dem klinisch Unerfahrenen das gewünschte Ergebnis liefern, zum einen über das Vorliegen einer Aphasie, zum anderen über wesentliche Störungsschwerpunkte bzw. in älteren Tests über das Vorliegen bestimmer sog. Syndrome.

Bekannte Testbatterien dieser Art für **chronische Aphasien** sind:

- Western Aphasia Battery (**WAB**, Kertesz 1980),
- Boston Diagnostic Aphasia Examination (**BDAE**, Goodglass & Caplan 1972)
- Basel Minnesota Test für die Diffenzialdiagnose der Aphasie (**BMTDA**, Delavier & Graham 1981)
- Tübinger Luria-Christensen Neuropsychologische Untersuchungsreihe (**TÜLUC**, Hamster, Langner & Mayer 1980)
- Aachener Aphasie Test (**AAT**, Huber et al. 1983)
- Kurze Aphasieprüfung (**KAP**, Lang et al. 1999) und
- Aphasie Check Liste (**ACL**, Kalbe et al. 2002).

Für **akute Aphasien** liegen vor:

- Aachener Aphasie Bedside Test (**AABT**, Biniek 1993)
- Aphasie Schnell Test (**AST**, Kroker 2000) sowie
- Aphasie Check Liste (**ACL**, Kalbe et al. 2002).

Zwischen den einzelnen Tests gibt es zum Teil recht große Überschneidungen. So stehen beispielsweise der WAB, der BDAE und der AAT in einer ähnlichen Tradition: Die Syndrombezeichnungen und -definitionen sind weitgehend identisch und eine gemeinsame Grundannahme ist, dass sich die Syndrome aus den sie verursachenden Läsionen ergeben. Im Gegensatz dazu betonen TÜLUC und BMTDA die nichtsprachlichen Anteile an Ursache und Erscheinung der Aphasie und kommen konsequenterweise zu anderen Syndrombezeichnungen und Definitionen der Aphasie.

! Allen Tests gemeinsam ist, dass die Leistung der Untersuchten in mehreren Modalitäten und auf verschiedenen linguistischen Ebenen getestet werden.

Die ACL beruht auf dem Konzept des Individualsyndroms und klassifiziert daher keine Syndrome, sondern erstellt individuelle Leistungsprofile.

Vergleich der 3 gängigsten Tests

Im deutschen Sprachraum sind aktuell 3 standardisierte Testverfahren (auf Screening-Niveau) für Aphasie in häufigem Gebrauch: AST, AAT, ACL.

Aphasie Schnell Test. Der AST (Kroker 2000) ist ein standardisierter Test für die Akutphase. Geprüft werden:

- Ausdruck
- Wortgenerierung
- Verstehen
- Schreiben und
- Lesen.

Der AST ist in maximal 15 Minuten durchführbar und auswertbar. Mit dem AST werden Aphasien zuverlässig erkannt und in ihrem Schweregrad bestimmt.

Aachener Aphasie Test. Der AAT (Huber et al. 1983) ist seit über 20 Jahren im Gebrauch und daher weit verbreitet. Er besteht aus verschiedenen Untertests:

- Beurteilung der Spontansprache
- Token-Test
- Nachsprechen
- Benennen

- auditives Sprachverständnis
- Lesesinnverstehen
- Schreiben
- Lautlesen.

Der AAT ist für vaskuläre Ätiologien normiert (also typischerweise Schlaganfälle). Er kann erst ab 6 Wochen nach Ereignis eingesetzt werden. Mit ihm lassen sich aphasische und nichtaphasische hirngeschädigte Patienten unterscheiden. Aufgrund seiner neoklassischen Grundlegung differenziert der AAT die Aphasien noch in Syndrome bzw. nichtklassifizierbare Aphasien. Dank der unterschiedlichen erhobenen Leistungen hat man ein gutes Bild der sprachlichen Leistungen. Bestimmte Aspekte, die in anderen Tests Routine sind, werden nicht erhoben: Textproduktion, schriftliches Benennen, Reihensprechen, nichtpropositionale Sprache, Zahlenverarbeitung. Die Durchführng und Auswertung des AAT ist recht zeitintensiv (60–90 Minuten Durchführung, 60 Minuten Auswertung).

Aphasie Check Liste. Die ACL (Kalbe et al. 2002) umfasst die folgenden Aufgabenstellungen:

- Beurteilung der Kommunikationsfähigkeit
- Reihensprechen
- Handlungsanweisungen
- Farb-Figur-Test
- Wortgenerierung
- Nachsprechen
- Benennen
- Sprachverständnis
- Lesesinnverständnis
- Schreiben
- Vorlesen.

Zusätzlich beinhaltet die ACL einen nichtsprachlichen Teil, in dem in einem sehr kurzen Screening Gedächtnis, Aufmerksamkeit sowie logische Denkfähigkeit überprüft werden.

Die ACL ist für Patienten nicht nur mit vaskulären Atiologie, sondern auch mit Tumoren, entzündlichen Prozessen sowie degenerativen Erkrankungen gedacht und entsprechend normiert. Sie ist in der Akutphase wie im chronischen Stadium einsetzbar. Am Ende steht ein Profil der Beeinträchtigungen und Störungsgrade in den getesteten sprachlichen Teilbereichen. Für Durchführung und Auswertung reichen ca. 30–45 Minuten.

Tesak & Küst (2004) haben AAT und ACL verglichen: Beide Testverfahren unterscheiden aphasische und nichtaphasische Patienten, und beide eignen sich als erste Grundlage einer symptomorientierten Therapieplanung.

> **!** Aufgrund des zeitlichen Aufwands, der breiteren Einsetzbarkeit und des theoretischen Hintergrunds ist die ACL dem AAT vorzuziehen.

AST, AAT und ACL genügen allerdings als orientierende Verfahren einer differenzierten sprachtherapeutischen Diagnostik nicht und sie ersetzen nicht weitere sprachorientierte Diagnostik. Für einzelne Teilbereiche werden daher differenzierte Testverfahren angeboten (z. B. Reitz 1994, Blanken 1996), die bestimmte Leistungen im Detail überprüfen. Als Beispiel kann LEMO (De Bleser et al. 2004) dienen, das auf der Basis des Logogen-Modells differenzierte Einzelfalldiagnostik auf der Wortebene erlaubt (mit insgesamt 33 Subtests).

Kommunikativ orientierte Diagnostik

> **!** Alle bisher genannten Testverfahren erfassen nicht das kommunikative Verhalten der Aphasiker in Alltagssituationen (Springer 1996:57 f). Der Schweregrad der ermittelten Beeinträchtigung entspricht nachweisbar nicht dem Schweregrad der kommunikativen Beeinträchtigung.

Das ist ein Problem, weil gerade die **Alltagskommunikation** das Ziel sprachtherapeutischer Intervention ist.

Die funktionalen Beeinträchtigungen der aphasischen Personen bleiben oft unklar, weil nicht erkennbar ist, wie sich ein bestimmtes Problem (z. B. Wortfindungsschwierigkeiten) auswirkt bzw. wie der Aphasiker mit einem Problem umgeht (z. B. das Problem kompensiert) oder es löst (z. B. durch Reparaturhandlungen).

Die Therapeuten stehen vor der Aufgabe, die oft technoiden Daten (z. B. 10 von 20 richtig benannt) im Hinblick auf die funktionalen Folgen richtig zu bewerten. Das Problem der kommunikativ orientierten Diagnostik ist nicht gelöst, obwohl es Versuche gibt, sich der Thematik zu stellen:

Der Kommunikation widmen sich Testverfahren wie der Amsterdam-Nijmegen-Everyday-Language-Test (ANELT, Blomert 1997), mit dem mittels Rollenspielen untersucht wird, inwieweit ein Aphasiker ein bestimmtes Problem (z. B. bei einem Schuster die Reparatur eines Schuhs zu veranlassen) lösen kann, unabhängig von seiner syntaktischen Leistung. Leider schließt der ANELT die Bewertung nonverbaler Kommunikation aus, sodass es nur zu einer eingeschränkten Bewertung der aphasischen Kommunikation kommen kann.

Auch Rollenspiele sind nur Abstraktionen und so kommt es zum Teil sogar zu Überlegungen, dass nur eine **teilnehmende Beobachtung** im Alltagsleben der Aphasiker zur relevanten logopädischen Diagnose führen kann (Coleman & Wallace 1996).

Die **konversationsanalytische Diagnostik** ist ein weiterer Versuch, zu einem besseren Verständnis der aphasischen Sprach- und Kommunikationsleistung zu kommen. Die grundlegende Idee ist, dass man natürliche Gespräche zwischen Aphasikern und Sprachgesunden aufnimmt, transkribiert und dann gesprächsanalytisch auswertet (Bauer & Kaiser 1989). Zentrale Größe ist die Untersuchung der *Breakdown-Repair-Sequenzen*, also der kommunikativen Reparaturhandlungen. In einem von Gerber & Gurland (1989) entwickelten und von Bongartz (1997) für das Deutsche adaptierten Verfahren kann man dann über die linguistische Störung hinaus das aphasische Kommunikationsverhalten mit seinen Konsequenzen für die alltäglichen Interaktion beurteilen. Damit ist auch eine bessere Grundlage für therapeutische Interventionen geschaffen.

Auch die **Angehörigen** werden als Informationsquelle zum kommunikativen Verhalten aphasischer Personen herangezogen. Eines dieser Verfahren ist der **CETI** (Communicative Effectiveness Index, Lomas et al. 1989), das auf Deutsch in nichtstandardisierter Form vorliegt (Schlenck & Schlenck 1994). Angehörige müssen Fragen wie „Kann XY passende Ja/nein-Antworten geben" auf einer Skala von „überhaupt nicht" bis „so gut wie vor der Erkrankung" beantworten. Mit solch einer Befragung gelingt eine Annäherung an die kommunikativen Fähigkeiten der aphasischen Personen.

Aphasietherapie

In der Rehabilitation von Gehirnverletzten versucht man ganz allgemein, Interventionen möglichst nah an der Ursache anzusiedeln, wobei sich allerdings der Interventionsschwerpunkt im Lauf der Zeit immer mehr in Richtung Minimierung der Folgen verschiebt bzw. verschieben sollte (Wade 1992).

Für die Aphasie bedeutet dies, dass am Beginn eher die Symptome therapiert werden und bei seit vielen Jahren bestehender aphasischer Symptomatik vermehrt der Kompensation, der Folgenminimierung und der Anpassung der allgemeinen Lebensumstände Aufmerksamkeit geschenkt wird. Qualifizierte psychologische und soziale Betreuung (auch der Angehörigen) ist aber generell anzustreben.

> **!** Es ist auf jeden Fall notwendig, die aphasischen Personen behutsam auf ein **Leben mit Aphasie** vorzubereiten und keine unrealistischen Hoffnungen aufzubauen.

Eine völlige Wiederherstellung der Sprachfähigkeit ist üblicherweise nicht das Ziel sprachtherapeutischer Intervention bei Aphasie. Rosenbek et al. (1989) nennen daher als die 3 grundlegenden **Ziele** der Aphasietherapie:

> **!**
> - Hilfestellungen für maximale Kommunikationsfähigkeit
> - funktionale Kompensation der Sprachdefizite
> - Akzeptanz des veränderten Zustands durch die aphasische Person.

Therapiephasen

In der Therapie unterscheidet man häufig (zumindest) 3 Phasen der Behandlung (Springer 1986a):

- In der **Aktivierungsphase**, die zeitlich in die Akutphase fällt, geht es primär um die generelle sprachliche Stimulierung mit dem Ziel, die Spontanremission zu unterstützen.
- Die **störungsspezifische Phase** bezieht sich auf die chronische Phase, in der sich bereits klare und stabile Störungsprofile zeigen. In dieser Phase wird gezielt an einzelnen Symptomen, in bestimmten Modalitäten und auf bestimmten linguistischen Ebenen gearbeitet.
- In der **Konsolidierungsphase** wird versucht, die Ergebnisse der störungsspezifischen Phase

für die kommunikativen Bedürfnisse des Alltags nutzbar zu machen bzw. den sog. Transfer zu ermöglichen. Störungsspezifische Phase und Konsolidierungsphase gehen oft miteinander einher. In der Konsolidierungsphase werden auch Gruppentherapien durchgeführt. Parallel zu allen Phasen ist es notwendig, Angehörigenberatung durchzuführen.

Wirksamkeit

Die **Effektivität** (also der Erfolg) gezielter sprachtherapeutischer Intervention bei Aphasie ist im Allgemeinen nachgewiesen (Robey 1998). Mit anderen Worten, aphasische Personen mit Sprachtherapie zeigen eine Verbesserung ihrer sprachlichen Leistungen, die über die Verbesserung allein durch Spontanremission (Vergleich mit sprachtherapeutisch unbehandelten Patienten) signifikant hinausgeht (Poeck et al. 1989). Andererseits kommen andere Metaanalysen (z. B. Greener at al. 2002) zu dem Schluss, dass Aphasietherapie weder eindeutig effektiv noch eindeutig wirkungslos sind. Dies liegt u. a. daran, dass die Einschlusskriterien für ausgewertete Studien recht streng waren (cf. Grötzbach 2005). Dennoch überwiegen die wissenschaftlichen Erkenntnisse, die eine Effektivität von Sprachtherapie bei Aphasie belegen (Basso 2003).

Trotzdem ist es noch ziemlich unklar, welche Methoden aufgrund welcher Merkmale bestimmte Ergebnisse erzielen bzw. welche Methoden bei vergleichbarer Zielstellung den gewünschten Effekt mit weniger Aufwand erzielen (Frage der Effizienz). Generell gilt, dass der Nachweis von Effektivität einzelner Ansätze relativ schwer zu erbringen ist (Wertz 1993, 1995).

! 2 Faktoren sind für die Wirksamkeit der Therapie wichtig: **Therapiefrequenz** und **Therapiedauer**.

Bhogal et al. (2003) ziehen den Schluss, dass Aphasietherapie nicht effektiv ist, wenn sie nur 2-mal die Woche stattfindet, aber sehr wohl wirkt, wenn sie 9 Stunden pro Woche durchgeführt wird. Auch bei langer Dauer einer Therapie, die nur 2-mal die Woche stattfindet, bleibt die Therapie unwirksam. Konsequenterweise setzt die „Constrained-induced"-Therapie u. a. gerade dort an, indem sie mit hoher Intensität in einer relativ kurzen Zeit an aufeinander folgenden Tagen stattfindet, nämlich 30 – 35 Stunden in 10 Tagen (Pulvermüller et al. 2001).

So gut wie alle Nachweise von Effektivität von Sprachtherapie erfolgen allerdings auf der Ebene der Symptome (z. B. durch Verbesserungen im AAT oder in der ACL), obwohl eigentlich der „echte" Maßstab eine Verbesserung der **Alltagskommunikation** der Betroffenen sein müsste. Leider sind Kommunikation, Kommunikationserfolg und Partizipation schwer quantifizierbar und es gibt zurzeit kaum geeigneten Messmethoden dafür (Wallesch & Johannsen-Horbach 1991, cf. aber Worrall & Frattalli 2000).

Vorgehensweisen

In der Aphasietherapie sind 4 Vorgehensweisen üblich (Tesak 2002):

- symptomorientiert
- alltagsorientiert
- kommunikationsorientiert
- psychosoziale Unterstützung.

Symptomorientiertes Vorgehen versucht, die aphasischen Symptome an sich zu therapieren. Beispielsweise wird versucht, semantische Paraphasien oder agrammatische Syntax zu verringern. Typisch für diese Art von Therapie sind Übungen mit wiederkehrenden Aufgabenstellungen. Symptomorientiertes Vorgehen baut üblicherweise auf symptomorientierter Diagnostik (wie ACL oder AAT) auf und ist wohl das gängigste Vorgehen.

Ganz allgemein unterscheidet man in diesem Kontext **Restitution, Substitution und Kompensation**. Je nach Schweregrad bzw. Symptomkompensation werden unterschiedliche Anteile an Wiederherstellung, Ersetzung oder Umwegleistung angestrebt (Kotten 1990). Zudem kann man, wenn es nötig ist, auch daran arbeiten, einzelne Symptome der Aphasie einzuschränken (z. B. Perseverationen, Jargon). Therapieziele im Speziellen orientieren sich an den Modalitäten und den linguistischen Ebenen unter Einbezug der verbundenen Funktionen.

Alltagsorientiertes Vorgehen geht ganz konkret von bestimmten Aufgabenstellungen des Alltags aus, der mittels Sprache bewältigt werden muss (z. B. Einkaufen, Bestellen aus dem Katalog). In der Therapie werden bestimmte konkrete Aufgaben durchgeführt (z. B. Ausfüllen eines Bestellscheins), um den Transfer in den Alltag der Betroffenen vorzubereiten. In diesem Kontext spielen auch die spezifischen Therapiewünsche der Betroffenen eine Rolle (z. B. Lösen von Kreuzworträtseln). Im Hintergrund aller therapeutischen Bemühungen steht immer das allgemeine Ziel, die aphasische Person zu möglichst großer Unabhängigkeit im Alltagsleben zu ertüchtigen.

Kommunikationsorientiertes Vorgehen versucht, den Betroffenen kommunikative Hilfsmittel an die Hand zu geben, mit denen sie ihre Kommunikation verbessern können. Beispielsweise üben die Betroffenen, Nichtverstehen kenntlich zu machen und/oder um eine Wiederholung von Äußerungen zu ersuchen. Im Kern sollte auch symptomorientiertes Vorgehen darauf zielen, optimale Voraussetzungen für die Kommunikation zu schaffen.

Bei der **psychosozialen Unterstützung** geht es darum, den Betroffenen und Angehörigen allgemeine Hilfestellungen beim Umgang mit der Aphasie und deren immensen Folgen zu geben. Generell wird heute anerkannt, dass Angehörigenberatung und Selbsthilfegruppen wesentlich zum Erfolg sprachtherapeutischer Interventionen beitragen:

- **Angehörigenberatung:** Das Einverständnis der aphasischen Personen vorausgesetzt, sollte man Angehörige gezielt über Aphasie informieren und hilfreiche Strategien erklären, welche die Kommunikation erleichtern, z. B. langsam und deutlich sprechen, Wiederholungen anbieten, Hintergrundgeräusche minimieren.
- **Selbsthilfegruppen** sind für viele Aphasiker eine große Hilfe, mit diversen Folgeproblemen von Aphasie umzugehen; sie bieten eine gute Möglichkeit, soziale Kontakte mit Seinesgleichen zu knüpfen und Unterstützung zu erhalten und zu geben.

Ansätze der Aphasietherapie

Es gibt eine Reihe von Vorstellungen und Methoden, wie man therapeutisches Handeln bei Aphasie begründet und systematisiert (Howard & Hatfield 1987, Methé et al. 1993, Übersicht in Tesak 2005b).

Systemische Ansätze, welche die Gesamtheit der Person und ihre mannigfachen Beziehungen zur Umwelt berücksichtigen, gehen das Problem holistisch an und reduzieren Aphasie nicht auf eine linguistisch-symptomatologische Dimension. Allerdings gilt es zu beachten, dass es unter dem Begriff Holismus eine große Menge an therapeutischen Vorgehen und Methoden gibt. Eine sinnvolle, multidisziplinäre Ausformung der holistischen Aphasietherapie bietet Pachalska (1993), bei der innerhalb eines Gesamt-Rehabilitationsplans spezifisch sprachtherapeutische Maßnahmen angewandt werden. Wenn Holismus aber so verstanden wird, dass Sprachtherapeuten versuchen, alle anstehenden Probleme für eine aphasische Person zu lösen (auch solche prämorbiden Ursprungs, eindeutig psychischer Genese und psychosozialer Dimension), dann ist der Anspruch fehlgeleitet.

Für die **pragmatische** oder **kommunikative Schule** (Davis & Wilcox 1985; Holland 1996) ist Sprache nur *ein* Mittel der Kommunikation. Sie betont daher therapeutische Ansätze, die den Patienten befähigen sollen, kommunikative Ziele zu erreichen, ohne sich ausschließlich auf sprachliche Mittel zu verlassen. Stattdessen sollen alle verfügbaren Mittel wie Gestik, Mimik, Zeichnen etc. eingesetzt werden, um Mitteilungen zu machen.

Weit verbreitet ist der *PACE*-Ansatz von Davis und Wilcox (1985), der in modifizierter Form auch im deutschen Sprachraum verwendet wird (Glindemann & Springer 1989, Springer 1991). Therapeut und Aphasiker sind dabei gleichberechtigte Kommunikationsteilnehmer und dürfen alle kommunikativen Mittel einsetzen.

Beim **nonverbalen Ansatz**, der primär bei schweren Aphasien angewendet wird (Johannsen-Horbach & Wallesch 1988), versucht man dem Aphasiker alternative Kommunikationsmittel verfügbar zu machen (Glass et al. 1973) bzw. bestehende nonverbale Möglichkeiten zu erweitern. Bildkarten zur Unterstützung von Kommunikation (oder als alleiniges Kommunikationsmittel) finden in sog. Kommunikationsbüchern Anwendung (z. B. Smit et al. 1990). In der *Visual Action Therapy* (VAT; Springer 1986b) soll ein System symbolischer Gesten schweren globalen Aphasikern kommunikativ unterstützen.

Das **Modell der nichtdominanten Hemisphäre** postuliert rudimentäre linguistische Fähigkeiten in der intakten rechten Hemisphäre. Diese bilden die Grundlage der sprachtherapeutischen Intervention. Die *Melodic Intonation Therapy* (MIT, Sparks et al. 1974) versucht, über die prosodischen und rhythmischen Fähigkeiten der rechten Hemisphäre Verbesserungen bei nichtflüssigen Aphasikern zu erreichen.

Beim **Strategieansatz** versucht man, dem Patienten Strategien zu vermitteln, um bestimme Defizite zu bewältigen, beispielsweise Wortfindungsstörungen. Dabei wird darauf verzichtet, bestimmte sprachliche Fähigkeiten wiederherzustellen. Ein Beispiel ist die *Reduzierte Syntaxtherapie* (REST, Schlenck et al. 1995): Aphasikern, die primär nur Einwortäußerungen produzieren können und kaum expressive syntaktische Leistungen zeigen, werden einfache (eigentlich agrammatische) Strukturen vermittel („Sprache weg", „Kaffee getrunken"), mit denen die propositionale Aussagekraft der aphasischen Äußerungen gesteigert wird.

Dem **Modalitätenansatz** zufolge läuft Sprachverarbeitung modalitätenspezifisch ab und ist weniger von linguistischen Ebenen bestimmt. Ein wesentliches Element dieses Ansatzes ist die Deblockierung, über die in bestimmten Modalitäten erhalten gebliebene Leistungen Fähigkeiten in anderen, schwerer gestörten Modalitäten erreicht werden sollen (Weigl 1979).

Dem **psycholinguistischen Ansatz** liegt die Idee zugrunde, dass aphasisches Sprachverhalten sich mittels (psycho)linguistischer Modellbildung erfassen lässt und Therapien und Therapiematerial systematisch aufgebaut werden können, wenn man sich an fundamentalen theoretischen Größen orientiert (Lesser & Milroy 1993). Linguistisch fundierte Therapiematerialien wurden beispielsweise von Engl et al. (1989) entwickelt. Nimmt man explizit Modelle aus der Psycholinguistik als Grundlage für die eigene Diagnostik und Therapie, spricht man von modellorientiertem Vorgehen (Blanken 1996); beispielsweise wird versucht, Routen im Logogen-Modell zu aktivieren, die noch intakt sind.

Im **symptomorientierten Ansatz** werden spezifisch einzelne aphasische Symptome (beispielsweise Agrammatismus, wortsemantische Probleme) behandelt. Auch hier eignet sich auf linguistischen Grundlagen aufgebautes Therapiematerial (z. B. NAT-Material; Neubert et al. 1992, 1994, 1995). Beim (psycho)linguistischen und symptomorientierten Ansatz wurde für die lexikalische und syntaktische Ebene spezielles Bildmaterial entwickelt (ELA, Stark 1992 – 97).

Die **Constraint-induced-Aphasietherapie** (CIAT; Pulvermüller et al. 2001) soll intensive Aphasietherapie (mindestens 3 Stunden am Tag) in vergleichsweise kurzen Zeiträumen (10 – 12 Tage) zu nachweislichen Verbesserungen der sprachlichen und zum Teil kommunikativen Fähigkeiten führen. Zudem werden spezifische kommunikationsrelevante Sprechakte geübt und nicht primär symptombezogene Übungen durchgeführt.

In den letzten Jahren wurden auch diverse **Computerprogramme** entwickelt, die man in der Therapie einsetzen kann (Roth 1992, Stachowiak 1993, Seewald et al. 2004). Grundsätzlich können diese PC-gestützten Programme sprachtherapeutische Arbeit stark unterstützen. Die Frage, ob man durch Tele- oder Computertherapie therapeutisch geleitete, symptombezogene Sprachtherapie ersetzen kann, ist ungeklärt.

Kommentar & Literaturhinweise

Eine eher traditionelle, aber sehr informative Übersicht der Diagnostik bei Aphasie bieten Spreen & Risser (2003), die über 60 Testverfahren für Aphasie und verwandte Störungen darstellen. Allerdings handelt es sich typischerweise um englischsprachige Verfahren.

Im deutschsprachigen Raum halte ich aktuell die ACL (Kalbe et al. 2002) für das beste Verfahren für die initiale Routinediagnostik: Sie ist rasch durchführbar, stellt verlässlich Aphasien fest, ist in der akuten und chronischen Phase verwendbar, kann bei allen neurologischen Patienten angewandt werden, erstellt ein für die initiale Therapieplanung brauchbares Leistungsprofil und ist nicht mit veralteten Metaphern belastet.

Dennoch ist die Frage der Diagnostik keineswegs geklärt. Zum einen benötigen wir dringend funktional-kommunikative Diagnostikverfahren. Hier lohnt die Lektüre von Worall & Frattali (2000), um erste, nicht nur kleine Schritte in die richtige Richtung zu sehen. Zum anderen muss therapiebegleitend immer präzisere Diagnostik durchgeführt werden, wie einzelne modellorientierte Diagnostikverfahren, etwa LEMO (De Bleser et al. 2004), es ermöglichen.

Für Übersichten der Therapie bei Aphasie siehe Basso (2003) und Tesak (2005b): In dem Buch von Basso werden die wesentlichen Fragen der Aphasietherapie angeschnitten und auch die historische Entwicklung und die Konzeptbildung in der Therapie kommen nicht zu kurz. In Tesak (2005b) finden sich konkrete Hinweise zur Gestaltung von Aphasietherapie sowie Zusammenstellungen von Ansätzen und Therapiematerialien. Einführend zum Thema evidenzbasierte Aphasietherapie ist der Artikel von Grötzbach (2005) zu empfehlen.

Interessante aktuelle Entwicklungen beschreiben Byng et al. (1999) sowie Duchan & Byng (2004). Empfehlenswert ist auch, sich mit der ICF in der aktuellen Version zu beschäftigen. Einen ersten Einstieg im Rahmen der Neurorehabilitation bieten Rentsch & Bucher (2005).

Literatur

Literatur

Albert, M.L., Goodglass, H., Helm N., Rubens, A. & Alexander, M.P. (1981) Clinical aspects of dysphasia. Wien: Springer.

Albert; M.L., Bachman, D., Morgan, A. & Helm-Estabrooks, N. (1988) Pharmacotherapy of aphasia. Neurology 38, 877 – 9.

Aram, D. (1991) Acquired aphasia in children. In: Sarno (ed.) 1991, 425 – 53.

Badecker, W. & Caramazza, A. (1993) Disorders of lexical morphology in aphasia. In: Blanken et al. (1993), 181 – 6.

Bähr, M., Frotscher, M. (2003) Duus' Neurologisch-topische Diagnostik. Anatomie – Funktion – Klinik. 8. Aufl. Stuttgart: Thieme.

Baker, E., Blumstein, S.E. & Goodglass, H. (1981) Interaction between phonological and semantic factors in auditory comprehension. Neuropsychologia 19, 1 – 15.

Barry, C. (1989) Acquired disorders of reading and spelling: A cognitive neuropsychological perspective. In: Code (ed.) (1989), 178 – 99.

Basso, A., Capitani, E. & Moraschini, S. (1982) Sex differences in recovery from aphasia. Cortex 16, 631 – 6.

Basso, A., Lecours, A.R., Moraschini, S. & Vanier, M. (1985) Anatomoclinical correlations of the aphasias as defined through computerized tomography: exceptions. Brain & Language 26, 201 – 29.

Basso, A. (1992) Prognostic factors in aphasia. Aphasiology 6/4, 337 – 48.

Basso, A. (2003) Aphasia and its therapy. Oxford: OUP.

Bauer, A. & Kaiser, G. (1989) Verbesserungshandlungen in der sprachlichen Interaktion zwischen Aphasikern und Sprachgesunden. In: Roth (Hg.) (1989), 27 – 46.

Bayer, J. (Hg.) (1987) Grammatik und Kognition. Psycholinguistische Untersuchungen. Opladen: Westdeutscher Verlag.

Becker, E. (1993) Ich sehe deine Sprache, wenn du schweigst. Aphasietherapie und NLP. Paderborn: Junfermann.

Benke, T., Wagner, M. & Gerstenbrand, F. (1988) Acht Hypothesen zur zerebralen Asymmetrie bei Männern und Frauen. Innsbruck: Institut für Sprachwissenschaft.

Benson, D.F. (1967) Fluency in aphasia: Correlation with radioactive scan localization. Cortex 3, 373 – 94.

Benson, D.F. & Ardila, A. (1996) Aphasia. A clinical perspective. New York: OUP.

Benton, A.L. (1964) Developmental aphasia and brain damage. Cortex 1, 40 – 52.

Benton, A. (1976) Historical development of the concept of hemispheric cerebral dominance. In: Spicker, S.F. & Engelhardt, Jr. (ed.), Philosophical dimensions of the neuro-medical sciences. Dordrecht: Reidel, 35 – 57.

Benton, A. (1984) Bergson and Freud on aphasia. In: Costa, L. & Spreen, O. (eds.) (1985) Studies in neuropsychology. Selected papers of Arthur Benton. New York: OUP, 34 – 42.

Berg, T. & Schade, U. (1992) The role of inhibition in a spreading-activation model of language prodction: I. The psycholinguistic perspective. J. Psycholinguistic Res. 21, 405 – 434.

Bhogal, S.K., Teaseli, R.W. & Speechley, M.R. (2003) Intensity of aphasia therapy, impact on recovery. Stroke, 34, 987 – 93.

Bhogal, S.K., Teaseli, R.W., Foley, N.C. & Speechley, M.R. (2003) Rehabilitation of aphasia: more is better. Topics Stroke Rehabil. 10, 66 – 76.

Bindel, R.W. (1993) Zurück zur Sprache. Prozessorientierte Aphasietherapie. Heusweiler: Pressevertrieb Saar.

Biniek, Rolf (1993) Akute Aphasien. Stuttgart: Thieme.

Biorn-Hansen, V. (1957) Social and emotional aspects of aphasia. J Speech Hearing Disord 22, 53 – 9.

Blanken, G. (1988) Anmerkungen zur Methodologie der Kognitiven Neurolinguistik. Neurolinguistik 2, 127 – 47.

Blanken, G., Dittmann, J. & Wallesch, C.-W. (Hg.) (1988) Sprachproduktionsmodelle. Neuro- und psycholinguistische Theorien der menschlichen Spracherzeugung. Freiburg: HochschulVerlag.

Blanken, G. (1990) Formal paraphasias: A single case study. Brain & Language 38, 534 – 54.

Blanken, G., Wallesch, C.-W. & Papagno, C. (1990) ... sociations of language functions in aphasi... speech automatisms (recurring utteran... 26, 41 – 63.

Blanken, G. (Hg.) (1991a) Einführung in ... sche Aphasiologie: Theorie und Praxis. ... HochschulVerlag.

Blanken, G. (1991b) Einleitung. Was will und w... die linguistische Aphasiologie? Eine Einführung... Beispiel der lexikalischen Verarbeitung. In: Blank... (Hg.) (1991a), 1 – 41.

Blanken, G. (1991c) Die kognitive Neurolinguistik ... Schreibens. In: Blanken (Hg.) (1991a), 287 – 32...

Blanken, G., Dittmann, J., Grimm, H., Marsha... Wallesch, C.-W. (eds.) (1993) Linguistic diso... and pathologies. An international handbook. Berl... de Gruyter.

Blanken, G. & Marini, V. (1995) Woher kommen lexikalische Sprachautomatismen? Neurolinguistik 9, 91 – 104.

Blanken, G. (1996) Materialien zur neurolinguistischen Aphasiediagnostik. Hofheim: NAT-Verlag.

Blanken, G. (1999) Materialien zur neurolinguistischen Aphasiediagnostik. Auditives Sprachverständnis: Wortbedeutungen. Hofheim: NAT Verlag.

Blanken, G., Döppler, R. & Schlenck, K.-J. (1999) Wortproduktionsprüfung. Hofheim: NAT Verlag.

Blomert, L., Kean, M.-L., Koster, C. & Schokker, J. (1994) Amsterdam-Nijmegen Everyday Language Test: Construction, reliability and validity. Aphasiology 8, 381 – 407.

Blomert, L. (1997) Amsterdam-Nijmegen-Everyday-Language-Test (ANELT). Lisse, NL: Swets Test Services.

Boisclair-Papillon, R. (1993) The family of the person with aphasia. In: Lafond et al. (1993), 173 – 86.

Bongartz, R. (1997) Linguistisch-pragmatische Aphasiediagnostik. Logos 5, 98 – 111.

Brown, Jason (ed.) (1981) Jargonaphasia. New York: Acdemic Press.

Brumfit, S. (1995) Psychotherapy in Aphasia. In: Code & Müller (eds.) (1995), 18 – 28.

Buck, M. (1968) Dysphasia: Professional guidance for family and patients. Englewood Cliffs: Prentice-Hall.

Buckingham, H.W. & Kertesz, A. (1976) Neologistic jargon aphasia. Amsterdam: North Holland.

Butterworth, B. (1979) Hesitation and the production of verbal paraphasias and neologisms in jargon aphasia. Brain & Language 8, 133 – 61.

Butterworth, B. (ed.) (1980) Language production. Vol. 1: Speech and talk. London: Academic Press.

Butterworth, B. (1993) Aphasia and models of language production and perception. In: Blanken et al. (eds.) (1993), 238 – 50.

Byng, S., Swinburn, K. & Pound, C. (eds.) (1999) The aphasia therapy file. Hove, East Sussex: Psychology Press.

Canter, G.J., Trost, J.E. & Burns, M.S. (1985) Contrasting speech patterns in apraxia of speech. Brain & Language 24, 204 – 222.

Caplan, D., Lecours, A.R. & Smith, A. (eds.) (1984) Biological perspectives on language. Cambridge, Mass.: MIT Press.

Caplan, D. (1987) Neurolinguistics and linguistic aphasiology. Cambridge: CUP.

Caplan, D. & Hildebrandt, N. (1988) Disorders of syntactic comprehension. Cambridge, Mass.: MIT Press.

Caplan, D. & Vanier, M. (1990) CT-scan correlates of agrammatism. In: Menn & Obler (eds.) (1990), 37 – 114.

Caplan, D. (1991) Agrammatism is a theoretically coherent aphasic category. Brain & Language 40, 274 – 81.

Caplan, D. (1992) Language. Structure, processing, and disorders. Cambridge, Mass.: MIT Press.

Caramazza, A. & Martin, R.C. (1983) Theoretical and methodological issues in the study of aphasia. In: Hellige, J.B. (ed.) Cerebral hemisphere asymmetry. New York: Praeger, 18 – 45.

Caramazza, A. (1984) The logic of neuropsychological research and the problem of patient classification in aphasia. Brain & Language 21, 9 – 20.

Chapey, R. (ed.) (1994a) Language intervention strategies in adult aphasia. 3rd ed. Baltimore: Williams & Wilkins.

Chapey, R. (1994b) Introduction to language intervention strategies in adult aphasia. In: Chapey (1994a) 3 – 23.

Chapey, R. (1994c) Assessment of language disorders in adults. In: Chapey (1994a) 80 – 120.

Cholewa, J. (1993) Störungen der lexikalisch-morphologischen Wortverarbeitung bei Aphasie: Ein Literaturüberblick. Neurolinguistik 7, 105 – 26.

Christman, S.S. & Buckingham, H.W. (1989) Jargonaphasia. In: Code (1989) 111 – 30.

Code, C. (ed.) (1989) The characteristics of aphasia. London: Taylor & Francis.

Code, C. & Müller, D. (eds.) (1989) Aphasia therapy. 2nd ed. London: Whurr.

Code, C. & Müller, D. (eds.) (1995) Treatment of aphasia: From theory to practice. London: Whurr.

Coleman, B.D. & Wallace, G.L. (1996) Treatment efficacy: Reflections and projections. In: Wallace (ed.) (1996), 279 – 302.

Collins, M. (1991) Diagnosis and treatment of global aphasia. San Diego: Singular.

Coltheart, M., Sartori, G. & Job, R. (eds.) (1987) The cognitive neuropsychology of language. London: Lawrence Erlbaum.

Coppens, P. & Robey, R.R. (1992) Crossed aphasia: new perspectives. Aphasiology 6, 585 – 96.

Cramon, D. von & Zihl, J. (Hg.) (1988) Neuropsychologische Rehabilitation. Grundlagen – Diagnostik – Behandlungsverfahren. Berlin: Springer.

Critchley, M. (1970) Aphasiology and other aspects of language. London: Arnold.

Crosson, B. (1992) Subcortical functions in language and memory. New York. Guilford Press.

Culton, G.L. (1969) Spontaneous recovery in aphasia. J. Speech Hearing Res. 12, 825 – 32.

Cutler, A. & Ladd, D.R. (eds.) (1993) Prosody: Models and measurements. Berlin: Springer.

Damasio, A. R. (1991) Signs of aphasia. In: Sarno (ed.) (1991) 27 – 43.

Damasio, H. (1991) Neuroanatomical correlates of the aphasias. In: Sarno (ed.) (1991) 45 – 71.

Danly, L. & Shapiro, B. (1982) Speech prosody in Broca's aphasia. Brain & Language 16, 171 – 90.

Davis, G.A. (1983) A survey of adult aphasia. Englewood Cliffs, N.J.: Prentice Hall.

Davis, G.A. & Wilcox, M.J. (1985) Adult aphasia rehabilitation. Applied pragmatics. San Diego: College-Hill Press.

De Bleser, R., Bayer, J. & Luzzatti, C. (1987) Die kognitive Neuropsychologie der Schriftsprache – Ein Überblick mit zwei deutschen Fallbeschreibungen. In: Bayer (ed.) (1987) 118 – 62.

De Bleser, R. (1988) Localisation of aphasia: Science or fiction. In: Denes, Semenza & Bisiacchi (1988) 161 – 85.

De Bleser, R. & Bayer, J. (1990) Morphological reading errors in a German case of deep dyslexia. In: Nespoulous, J.-L. & Villiard, P. (eds.) (1990) Morphology, phonology and aphasia. New York: Springer, 32 – 59.

De Bleser, R. (1991) Erworbene Dyslexien. In: Blanken (ed.) (1991a), 329 – 47.

De Bleser, R., Cholewa, J., Stadie, N. & Tabatabie, S. (2004) LEMO Lexikon modellorientiert. Einzelfalldiagnostik bei Aphasie, Dyslexie und Dysgraphie. München: Urban & Fischer.

De Langen, E. & von Cramon, D.Y. (1986) Phänomenologie der Agraphie. Nervenarzt 57, 719 – 26.

De Langen, E.G. (1988) Lesen und Schreiben. In: Cramon & Zihl (Hg.) (1988) 289 – 305.
De Langen, E.G. (1992) Die mentale Vorstellung beim Buchstabieren. Klinische Daten einer unsichtbaren Leistung. In: Rickheit et al. (Hg.) (1992) 205 – 15.
Delavier, C. & Graham, A. (1981) Der Basel-Minnesota-Test zur Differentialdiagnose der Aphasie (BMTDA). Basel: Institut für Sprach- und Stimmtherapie, Kantonsspital Basel.
Dell, G.S. (1986) A spreading-activation theory of retrieval in sentence production. Psychol. Rev. 93, 283 – 321.
Denes, G., Semenza, C. & Bisiacchi, P. (eds.) (1988) Perspectives of cognitive neuropsychology. Hove: Lawrence Erlbaum.
Denzler, P. (1994) Neuropsychologische Ausfälle nach Schlaganfall. In: Mauritz, K.-H. (Hg.) (1994) 142 – 74.
De Renzi, E. & Vignolo, L.A. (1962) The Token Test. A sensitive test to detect receptive disturbances in aphasics. Brain 85, 665 – 78.
Derouesné, J. & Beauvios, M.F. (1979) Phonological processing in reading, data from alexia. J. Neurol. Neurosurg. Psychiatry 42, 1125 – 32.
Dijkstra, T. & Kempen, G. (1993) Einführung in die Psycholinguistik. Bern: Huber.
Dijkstra, T. & de Smedt, K. (eds.) (1996a) Computational psycholinguistics. London: Taylor & Francis.
Dijkstra, T. & de Smedt, K. (1996b) Computer models in psycholinguistics: An introduction. In: Dijkstra & de Smedt (1996a) 3 – 23.
Dittmann, J., Fehrenbach, R.A. & Welch, C. (1989) Morphosyntaktische Abweichungen bei Schizophrenie. Ein Überblick über den Stand der Forschung. Neurolinguistik 3, 145 – 73.
Dittmann, J. (1991) Phonematische Störungen bei Aphasie. In: Blanken (1991a) 43 – 88.
Dittmann, J. & Tesak, J. (1993) Neurolinguistik. Heidelberg: Groos.
Dogil, G., Haider, H., Schaner-Wolles, C. & Husman, R. (1995) Radical autonomy of syntax: evidence from transcortical sensory aphasia. Aphasiology 9, 577 – 602.
Dressler, W.U. (1988) A linguistic classification of phonological paraphasias. In: Fressler & Stark (1989) 1 – 22.
Dressler, W.U. & Pléh, C. (1988) On text disturbance in aphasia. In: Dressler & Stark (1988) 151 – 178.
Dressler, W.U. & Stark, J.A. (eds.) (1989) Linguistic analyses of aphasic language. New York: Springer.
Duchan, J.F. & Byng, S. (2004) Challenging aphasia therapies. Broadening the discourse and extending the boundaries. Hove: Psychology Press.
Duffy R.J. & Duffy J.R. (1981) Three studies of deficits in pantomime expression and pantomime recognition in aphasia. J. Speech Hearing Res. 24, 70 – 84.
Duffy, J.R. & Person, R.C. (1992) Primary progressive aphasia. Aphasiology 5, 1 – 16.
Duffy, J.R. (1994) Schuell's stimulation approach to rehabilitation. In: Chapey (ed.) (1994a) 146 – 74.
Ehinger, A., Lutzenberger, C., Dittmann, J. & Blanken, G. (1990) Spontane Sprachproduktion bei Wernicke-Aphasie. Eine Pilotstudie. Neurolinguistik 4, 69 – 81.
Ellis, A.W. (ed.) (1982) Normality and pathology in cognitive functions. London: Academic Press.
Ellis, A.W. & Young, A.W. (1991) Einführung in die Kognitive Neuropsychologie. Bern: Huber.
Engel, D. (1977) Textexperimente mit Aphasikern. Tübingen: Narr.
Engelkamp, J. (Hg.) (1984) Psychologische Aspekte des Verstehens. Heidelberg: Springer.
Engl, E.M., Kotten, A., Ohlendorf, I. & Poser, E. (1989) Sprachübungen zur Aphasiebehandlung Bd. 1 – 4. Berlin: Marhold (LOGO-THERAPIE 1 – 4).
Ewing, S.A. & Pfalzgraf, B. (1990) Pathways. Moving beyond stroke and aphasia. Detroit: Wayne State University.
Fawcus, M., Kerr, J., Whitehead, S. & Williams, R. (1996a) Sprachverständnis. Stuttgart: Fischer.
Fawcus, M., Kerr, J., Whitehead, S. & Williams, R. (1996b) Lesen. Stuttgart: Fischer.
Fawcus, M., Kerr, J., Whitehead, S. & Williams, R. (1996c) Schreiben. Stuttgart: Fischer.
Fawcus, M., Kerr, J., Whitehead, S. & Williams, R. (1996d) Verbaler und nonverbaler Ausdruck. Stuttgart: Fischer.
Feibel, J.H. & Springer, C.J. (1982) Depression and failure to resume social activities after stroke. Arch. Physical Med. Rehabil. 63, 276 – 8.
Fodor, J.A. (1983) The Modularity of Mind. Cambridge, Mass.: MIT Press.
Friederici, A. (1984) Neuropsychologie der Sprache. Stuttgart: Kohlhammer.
Friederici, A. (1987) Kognitive Strukturen des Sprachverstehens. Berlin: Springer.
Fröschels, E. (1919) Die sprachärztliche Therapie im Kriege. Mit Beiträgen von A. Stöhr und K.C. Rothe. Wien: Urban & Schwarzenberg.
Gainotti, G. (1972) Emotional behavior and hemispheric side of the lesion. Cortex 8, 41 – 55.
Garrett, M.F. (1975) The analysis of sentence production. In: Bower, G. (ed.) The Psychology of Learning and Motivation. Vol. 9. New York: Academic Press, 133 – 77.
Garrett, M.F. (1980) Levels of processing in sentence production. In: Butterworth (ed.) (1980) 177 – 200.
Garrett, M.F. (1982) Production of speech: Observations from normal and pathological language use. In: Ellis (ed.) (1982) 19 – 76.
Garrett, M. (1984) The organization of processing structure for language production. Applications to aphasic speech. In: Caplan et al. (eds.) (1984) 172 – 93.
Garrett, M.F. (1988) Processes in language production. In: Newmeyer, F.J. (ed.) Linguistics. The Cambridge survey. Vol. 3: Psychological and biological aspects. Cambridge: CUP, 69 – 96.
Garrett, M.F. (1993) Errors and their relevance for models of language production. In: Blanken et al. (eds.) (1993) 72 – 92.
Gerber, S. & Gurland, G.B. (1989) Applied pragmatics in the assessment of aphasia. Semin. Speech Language 10, 263 – 81.
Gerwig, M., Willmes, K. & Hartje, W. (1993) Störungen nichtsprachlicher kognitiver Leistungen bei Aphasie. Z. Neuropsychol. 4, 54 – 64.
Glass, A.V., Gazzaniga, M.S. & Premack, D. (1973) Artificial language training in aphasias. Neuropsychologia 11, 95 – 103.

Glindemann, R. & Springer, L. (1989) PACE-Therapie und sprachsystematische Übungen – Ein integrativer Vorschlag zur Aphasietherapie. Sprache Stimme Gehör 13, 188 – 92.

Glindemann, R. (1990) Welche Probleme haben Aphasiker beim turn-taking. In: Mellies, Ostermann & Winnecken (1990) 1 – 29.

Glindemann, R. (1991) Modell-Lernen in der PACE-Therapie. Neurolinguistik 5, 105 – 15.

Gloning, K., Trappl, R., Heiss, W.D. & Quatember, R. (1976) Prognosis and speech therapy in aphasia. In: Lebrun, Y. & Hoops, R. (eds.) Recovery in aphasia. Amsterdam: Swets & Zeitlinger, 57 – 64.

Goldenberg, G. (1997) Neuropsychologie. Grundlagen, Klinik, Rehabilitation. Stuttgart: Fischer.

Goldstein, K. (1927) Ueber Aphasie. Schweiz. Arch. Neurol. Psychiatr. Heft 6, 1 – 68.

Goldstein, K. (1948) Language and language disturbances. New York: Grune & Stratton.

Goldstein, K. (1971) Selected Papers / Ausgewählte Schriften. The Hague: Mouton.

Goodglass, H., Quadfasel, F.A. & Timberlake, W.H. (1964) Phrase length and the type and severity of aphasia. Cortex 1, 133 – 53.

Goodglass, H. & Kaplan, E. (1972) The assessment of aphasia and related disorders. Philadelphia: Lea & Febiger.

Goodglass, H. (1981) The syndromes of aphasia: Similarities and differences in neurolinguistic features. Top. Language Disord. 1, 1 – 14.

Goodglass, H. (1993) Understanding aphasia. San Diego: Academic Press.

Goodglass, H. & Kaplan, E. (1983) The assessment of aphasia and related disorders. 2nd ed. Philadelphia: Lea & Febiger.

Graham-Keegan, L. & Caspari, I. (1997) Wernicke's aphasia. In: LaPointe (ed.) (1997) 42 – 62.

Greener, J., Enderby, P. & Whurr, R. (2002) Speech and language therapy for aphasia following stroke. The Cochrane Library, 3.

Grohnfeldt, M. (Hg.) (1993a) Handbuch der Sprachtherapie. Bd. 6: Zentrale Sprach- und Sprechstörungen. Berlin: Marhold.

Grohnfeldt, M. (1993b) Zentrale Sprach- und Sprechstörungen als interdisziplinäres Aufgabengebiet. In: Grohnfeldt (1993a) 3 – 10.

Grötzbach, H. (2005) Evidenzbasierte Aphasietherapie. Forum Logopädie 19/4, 6 – 11.

Haas, J.-C., Blanken, G., Mezger, G. & Wallesch, C.-W. (1988) Is there an anatomical basis for the production of speech automatisms? Aphasiology 2, 557 – 565.

Hamster, W., Langer, W. & Mayer, K. (1980) Tübinger-Luria-Christensen neuropsychologische Untersuchungsreihe. Weinheim: Beltz.

Hartje W., Poeck K. (2002) Klinische Neuropsychologie. 5. Aufl. Stuttgart: Thieme.

Hegde, M.N. (1994) A coursebook on aphasia and other neurogenic language disorders. San Diego: Singular.

Henderson, V.W. (1990) Alalia, aphemia and aphasia. Arch. Neurol. 47, 85 – 8.

Helm, N. (1979) Melodische Intonationstherapie. In: Peuser (Hg.) (1979) 428 – 41.

Helm-Estabrooks, N. & Albert, M.L. (1991) Manual of aphasia therapy. Austin: pro-ed.

Herrmann, M., Reichle, T., Lucius-Hoene, G., Wallesch, C.-W. & Johannsen-Horbach, H. (1988) Nonverbal communication as a compensatory strategy for severely nonfluent aphasics – a quantitative approach. Brain & Language 33, 41 – 54.

Herrmann, M., Koch, U., Johannsen-Horbach, H. & Wallesch, C.-W. (1989) Communicative skills in chronic and severe nonfluent aphasia. Brain & Language 33, 41 – 54.

Herrmann, M. (1990) „Aphémie, eine Erkrankung vormals fälschlicherweise mit dem Ausdruck Aphasie bezeichnet." Zur Geschichte des Begriffes der Aphasie. Neurolinguistik 4, 129 – 38.

Herrmann, M. (1991) Nonverbale Kommunikation bei Aphasie. In: Blanken (1991) 349 – 80.

Herrmann, M., Bartels, C. & Wallesch, C.-W. (1992) Depression und Aphasie. Konzepte zur Ätiopathogenese und Implikationen für Forschung und Rehabilitation. Neurolinguistik 6, 1 – 26.

Hillis, A. (1994) Contributions from cognitive analyses. In: Chapey (1994a) 207 – 19.

Holland, A. (1991) Pragmatic aspects of intervention in aphasia. J. Neurolinguistics 6, 197 – 211.

Holland, A.L. & Forbes, M.M. (eds.) (1993) Aphasia treatment: World perspectives. London: Chapman & Hall.

Holland, A. (1996) Pragmatic assessment and treatment for aphasia. In: Wallace (ed.) (1996) 161 – 72.

Howard, D. & Hatfield, F.M. (1987) Aphasia therapy: Historical and contemporary issues. Hove: Lawrence Erlbaum.

Howard, D. & Franklin, S. (1988) Missing the meaning? A cognitive neuropsychological study of processing of words by an aphasic patients. Cambridge, Mass.: MIT Press.

Huber, W., Stachowiak, F.-J., Poeck, K. & Kerschensteiner, M. (1975) Die Wernicke-Aphasie. Klinisches Bild und Überlegungen zur neurolinguistischen Struktur. J. Neurology 210, 77 – 97.

Huber, W., Poeck, K., Weniger, D. & Willmes, K. (1983) Der Aachener Aphasie Test (AAT). Handanweisung. Göttingen: Hogrefe.

Huber, W. & Schlenck, K.-J. (1988) Satzverschränkungen bei Wernicke-Aphasie. In: Blanken et al. (1988) 111 – 49.

Huber, W. (1989) Alexie und Agraphie. In: Poeck (1989) 164 – 88, 290 – 92.

Huber, W., Poeck, K. & Weniger, D. (1989) Aphasie. In: Poeck, K. (Hg.) Klinische Neuropsychologie. 2. Aufl. Stuttgart: Thieme, 89 – 132.

Huber, W. (1991) Ansätze in der Aphasietherapie. Neurolinguistik 5, 71 – 92.

Huber, W., Poeck, K. & Springer, L. (1991) Sprachstörungen. Ursachen und Behandlung von Sprachstörungen (Aphasien) durch Schädigungen des zentralen Nervensystems. Stuttgart: TRIAS.

Huber, W., Poeck, K. & Springer, L. (2006) Klinik und Rehabilitation der Aphasie – Eine Einführung für Patienten, Angehörige und Therapeuten. Stuttgart: Thieme.

Jackson, J. Hughlings (1874) On the nature of the duality of the brain. In: Taylor, J. (ed.) (1958) Selected writings of John Hughlings Jackson. Vol. 2. New York: Basic Books, 129 – 45.

Joanette, Y. & Goulet, P. (1994) Right hemisphere and verbal communication: Conceptual, methodological, and clinical issues. Clin. Aphasiol. 22, 1 – 23.

Johannsen-Horbach, H. & Wallesch, C.-W. (1988) Indikationen nonverbaler Behandlungsansätze in der Aphasietherapie. Neurolinguistik 2, 1 – 20.

Johannsen-Horbach, H., Wenz, C., Fünfgeld, M., Herrmann, M. & Wallesch, C.-W. (1993) Psychosocial aspects on the treatment of adult aphasics and their families: A group approach in Germany. In: Holland & Forbes (eds.) (1993) 319 – 34.

Kalbe, E., Reinhold, N., Ender, U. & Kessler, J. (2002) Aphasie Check Liste (ACL). Köln: Prolog.

Kay, J., Lesser, R. & Coltheart, M. (1992) PALPA: Psycholinguistic assessments of language processing in aphasia. Hove, East Sussex: Lawrence Erbaum.

Kean, M.-L. (ed.) (1985) Agrammatism. Orlando: Academic Press.

Kertesz, A. (1979) Aphasia and associated disorders. New York: Grune & Stratton.

Kertesz, A. (1980) Western Aphasia Battery. London, Canada: University of Western Ontario.

Kertesz, A. (ed.) (1983) Localization in neuropsychology. New York: Academic Press.

Kertesz, A. (1984) Recovery from aphasia. In: Rose (1984a) 23 – 39.

Kertesz, A. (1995) Die Restitution der Aphasie nach Schlaganfall. Neurol. & Rehabil. 2/95, 75 – 80.

Kessler, J., Kalbe, E. & Heiss, W.-D. (2003) Sprachstörungen – Phänomenologie, Diagnostik und Therapie der Aphasie. Bremen: Uni-Med.

Kimura, D. (1983) Sex differences in cerebral organization for speech and praxic functions. Can. J. Psychol. 37, 19 – 35.

Kirshner, H.S. (ed.) (1995a) Handbook of neurological speech and language disorders. New York: Dekker.

Kirshner, H.S. (1995b) Classical aphasia syndromes. In: Kirshner (1995a) 57 – 89.

Kirshner, H.S. (1995c) Primary progressive aphasia syndrome. In: Kirshner (1995a) 373 – 86.

Kirshner, H.S. (1995d) Alexias. In: Kirshner (1995a) 277 – 93.

Klein, M. & Leuninger, H. (1988) Gestörtes und nicht gestörtes Sprachverhalten: zur Struktur lautlicher Fehlleistungen. Frankfurter Linguistische Forschungen 4, 1 – 19.

Kohn, S.E. (ed.) (1992) Conduction aphasia. Hillsdale, NJ: Lawrence Erlbaum.

Kohn, S.E. & Smith, K.L. (1992) Introduction: On the notion of „Aphasia Syndrome“. In: Kohn (1992) 1 – 21.

Kohn, S.E. (1993) Segmental disorders in aphasia. In: Blanken et al. (eds.) (1993) 197 – 209.

Kolk, H.H.J., van Grunsven, M. & Keyser, A. (1985) On parallelism between production and comprehension in agrammatism. In: Kean (1985) 165 – 206.

Kolk, H. & Heeschen, C. (1992) Agrammatism, paragrammatism and the management of language. Language Cogn. Processes 7, 89 – 129.

Koll-Stobbe, a. (1986) Sprachliche Variation: das FLUENT vs. NONFLUENT Kontinuum aphasischer Rede aus der Sicht der Prozeßlinguistik. In: Mellies et al. (Hg.) (1986) 109 – 26.

Kotten, A. (1989) Evaluation von Aphasietherapie. Neurolinguistik 3, 83 – 106.

Kotten, A. (1990) Rehabilitation sprachlicher Kommunikationsstörungen. Z. Neuropsychol. 1, 32 – 44.

Kotten, A. (1991) Aphasietherapie auf neurolinguistischer Basis. In: Blanken (Hg.) (1991) 381 – 408.

Kremin, H. & Ohlendorf, I. (1988) Einzelwortverarbeitung im Logogen-Modell. Labourel, D. & Martin, M.M. (1993) The person with aphasia and the family. In: Lafond et al. (1993) 151 – 72.

Kremin, H. (1996) Bemerkungen zum Problem der Lokalisation von „Tiefendyslexie“. In: Widdig et al. (1996) 61 – 87.

Lafond, D., Joanette, Y., Ponzio, J., Degiovani, R. & Sarno M.T. (1993) Living with aphasia. Psychosocial issues. San Diego: Singular.

Lang, C., Dehm, A., Dehm, B. & Leuschner, T. Kurze Aphasieprüfung. Frankfurt: Swets & Zeitlinger.

LaPointe, L.L. (ed.) (1997) Aphasia and related neurogenic language disorders. 2nd ed. New York: Thieme (3rd ed. 2004).

Lebrun, Y. (1993a) Repetitive phenomena in aphasia. In: Blanken et al. (1993) 225 – 38.

Lebrun, Y. (1993b) Awareness of the problem. In: Lafond et al. (1993) 37 – 51.

Lecours, A.R., Lhermitte, F. & Bryans, B. (1984) Aphasiology. Londen: Baillière Tindall.

Leischner, A. (1987) Aphasien und Sprachentwicklungsstörungen. Klinik und Behandlung. 2. Aufl. Stuttgart: Thieme.

Lesser, R. & Milroy, L. (1993) Linguistics and aphasia. Psycholinguistic and pragmatic aspects of intervention. London: Longman.

Lesser, R. & algar, L. (1995) Towards combining the cognitive neuropsychological and the pragmatic in aphasia therapy. Neuropsychol. Rehabil. 5, 67 – 92.

Létourneau, P.-Y. (1993) The psychological effects of aphasia. In: Lafond et al. (1993) 65 – 85.

Leuninger, H. (1987) Das ist wirklich ein dickes Stück: Überlegungen zu einem Sprachproduktionsmodell. In: Bayer (Hg.) (1987) 24 – 40.

Leuninger, H. (1989) Neurolinguistik. Probleme, Paradigmen, Perspektiven. Opladen: Westdeutscher Verlag.

Leuninger, H. (1993) Reden ist Schweigen, Silber ist Gold. Gesammelte Versprecher. Zürich: Ammann.

Levelt, W.J.M. (1989) Speaking. From intention to articulation. Cambridge, Mass.: MIT Press.

Levelt, W.J.M. (1993) The architecture of normal language use. In: Blanken et al. (eds.) (1993) 1 – 15.

Lomas, J., Pickard, L., Bester, S., Elbard, H., Finlayson, A. & Zoghaib, C. (1989) The Communicative Effectiveness Index: Development and psychometric evaluation of a functional communication measure for adult aphasia. J. Speech Hearing Disord. 54, 113 – 24.

Lorch, M.P. (1995) Disorders of writing and spelling. In: Kirshner (ed.) (1995a) 295 – 324.

Lurija, A.R. (1992) Das Gehirn in Aktion. Einführung in die Neuropsychologie. Reinbeck: Rowohlt.

Lutz, L. (1992) Das Schweigen verstehen. Über Aphasie. Berlin: Springer.

Lyon, J.G. (1998) Coping with aphasia. San Diego: Singular.
Lyton, W.W. & Brust, J.M.C. (1989) Direct dyslexia. Preserved oral reading of real words in Wernicke's aphasia. Brain 112, 583 - 94.
Malin, J.-P., Widdig, W., Duncan, D. & Sindern, E. (1994) Gekreuzte Aphasie oder das Problem der cerebralen Organisation von Sprache. In: Ohlendorf et al. (1994) 55 - 62.
Marshall, J.C. & Nuwcombe, F. (1973) Patterns of paralexia. J. Psycholinguistic Res. 2, 175 - 99.
Mattes, K. (1993) Fallbeschreibungen. In: Grohnfeldt (1993) 85 - 105.
Mauritz, K.-H. (Hg.) (1994) Rehabilitation nach Schlaganfall. Stuttgart: Kohlhammer.
McClelland, J.L. & Rumelhart, D.E. (1981) An interactive model of context effects in letter perception: Part 1. An account of the basic findings. Psychol. Rev. 88, 375 - 407.
Menn, L. & Obler, L.K. (eds.) (1990) Agrammatic aphasia. A cross-language narrative sourcebook. 3 Vol. Amsterdam: Benjamins.
Mellies, R., Ostermann, F. & Vauth, F. (Hg.) (1986) Erschwerte Kommunikation und ihre Analyse. Hamburg: Buske.
Mellies, R., Ostermann, F. & Winnecken, A. (Hg.) (1990) Beiträge zur interdisziplinären Aphasieforschung. Tübingen: Narr.
Mellies, R. & Winnecken, A. (1992) Anosognosie bei Aphasie? Eine Fallstudie. In: Rickheit, Mellies, Winnecken (1992) 217 - 35.
Methé, S., Huber, W. & Paradis, M. (1993) Inventory and classification of aphasia rehabilitation methods. In: Paradis (ed.) (1993) 3 - 60.
Metter, E.J., Riege, W.R., Hanson, W., Camras, L., Kuhl, D.E. & Phelps, M.E. (1984) Correlations of cerebral glucose metabolism and structural damage to language function in aphasia. Brain & Language 21, 187 - 207.
Metter, E.J. (1995) PET in aphasia and language. In: Kirshner (ed.) (1995a) 187 - 212.
Mimura, M., Albert, M.L. & McNamara, P. (1997) Toward a pharmacotherapy for aphasia. In: Kirshner (ed.) (1995a) 465 - 82.
Moen, I. (1991) Functional lateralisation of pitch accents and intonation in Norwegian: Monrad-Krohns study of an aphasic patient with altered „melody of speech“. Brain & Language 41, 538 - 54.
Mortley, J. (1999) An intensive strategy-based therapy programme for impaired spelling. In: Byng et al. (1999) 79 - 92.
Morton, J. (1970) A functional model for memory. In: Norman, D.A. (ed.) Models of the human memory. New York: Academic Press, 203 - 49.
Murre, J.M.J. & Goebel, R. (1996) Connectionist modelling. In: Dijkstra & de Smedt (1996a) 49 - 81.
Myers, P. (1997) Right hemisphere syndrome. In: LaPointe (ed.) 201 - 25.
Naeser, M. (1983) CT scan lesion size and lesion locus in cortical and subcortical aphasias. In: Kertesz (ed.) (1983) 63 - 119.
Neubert, C., Rüffer, N., Zeh-Hau, M. (1992) Neurolinguistische Aphasietherapie. Teil 1: Lexikalisch-semantische Störungen. Hofheim: NAT-Verlag
Neubert, C., Rüffer, N., Zeh-Hau, M. (1994) Neurolinguistische Aphasietherapie. Teil 3: Lexikalisch-phonematische Störungen. Hofheim: NAT-Verlag.
Neubert, C. Rüffer, N., Zeh-Hau, M. (1995) Neurolingusitische Aphasietherapie. Teil 2: Agrammatismus. 2. Aufl. Hofheim: NAT-Verlag.
Ohlendorf, I.M. (1993) Textverarbeitung in der Aphasietherapie. In: Grohnfeldt (Hg.) (1993a) 200 - 12.
Ohlendorf, I.M., Pollow, T.A., Widdig, W. & Linke, D.B. (Hg.) (1994) Sprache und Gehirn. Grundlagenforschung für die Aphasietherapie. Freiburg: HochschulVerlag.
Pachalska, M. (1993) The concept of holistic rehabilitation of persons with aphasia. In: Holland & Forbes (eds.) 145 - 74.
Papathanasiou, I. & De Bleser, R. (eds.) (2003) The sciences of aphasia: From therapy to theory. Amsterdam: Pergamon.
Paradis, M. (ed.) (1993) Foundations of aphasia rehabilitation. Oxford: Pergamon.
Peuser, G. (1978) Aphasie. Eine Einführung in die Patholinguistik. München: Fink.
Peuser, G. (Hg.) (1979) Studien zur Sprachtherapie. München: Fink.
Peuser, G. & Temp, K. (1981) The evolution of jargonaphasia. In: Brown (ed.) (1981) 259 - 93.
Peuser, G. (1987) Jargonaphasia and schizophasia: An essay in contrastive patholinguistics. In: Wodak, R. & Van de Craen, P. (eds.) Neurotic and psychotic language behavior. Clevedon: Multilingual Matters, 216 - 48.
Poeck, K. (1972) Stimmung und Krankheitseinsicht bei Aphasien. Arch. Psychiatr. Nervenkrankh. 216, 246 - 54.
Poeck, K. (1981) Was verstehen wir unter aphasischen Syndromen? In: Schnelle, H. (Hg.) Sprache und Gehirn. Roman Jakobson zu Ehren. Frankfurt: Suhrkamp, 97 - 109.
Poeck, K. (1983) What do we mean by 'Aphasic Syndromes'? A neurologist's view. Brain & Language 20, 79 - 89.
Poeck, K., De Bleser, R. & Keyserlingk, D.G.v. (1984) Neurolinguistic status and localization of lesion of aphasic patients with exclusively consonant-vowel recurring utterances. Brain 107, 199 - 217.
Poeck, K., Huber, W. & Willmes, K. (1989) Outcome of intensive language treatment in aphasia. J. Speech Hearing Disord. 54, 471 - 9.
Poeck, K. (Hg.) (1989a) Klinische Neuropsychologie. 2. Aufl. Stuttgart: Thieme (5. Aufl. siehe Hartje 2002).
Poeck, K. (1989b) Fluency. In: Code (1989) 23 - 32.
Poeck, K. (1994) Neurologie. 9. Aufl. Berlin: Springer.
Pollow, T.A. (1993) Therapierelevante Datenerhebung bei akuten und chronischen Aphasien. In: Grohnfeldt (Hg.) (1993a) 149 - 73.
Pound, C., Parr, S. Lindsay, J. & Woolf, C. (2000) Beyond aphasia. Therapies for living with communication disability. Bicester, Oxon: Speechmark.
Pulvermüller, F., Neininger, B., Elbert, T., Mohr, B., Rockstroh, B., Koebbel, P. & Taub, E. (2001) Constraint-induced therapy of chronic aphasia after stroke. Stroke 32, 1621 - 6.
Pulvermüller, F. (2002) The neurosciences of language.

On brain circuits of words and serial order. Cambridge: CUP.
Rapp, B. & Caramazza, A. (1991) Lexical deficits. In: Sarno (ed.) (1991) 191 – 222.
Regenbrecht, F., Huber, W. & Glindemann, R. (1992) Zum Verhältnis von Kohärenz und Kohäsion bei Aphasie. In: Rickheit et al. (1992) 111 – 37.
Reitz, J. (1994) Erworbene Schriftsprachstörungen. Eine neurolinguistische Sammlung zur Erfassung schriftsprachlicher Leistungen. Opladen: Westdeutscher Verlag.
Rentsch, P. & Bucher, P.O. (2005) ICF in der Neurorehabilitation. Die praktische Anwendung der internationalen Klassifikation der Funktionsfähigkeit, Behinderung und Gesundheit im Rehabilitationsalltag. Idstein: Schulz-Kirchner.
Rickheit, G., Mellies, R. & Winnecken, A. (Hg.) (1992) Linguistische Aspekte der Sprachtherapie. Forschung und Intervention bei Sprachstörungen. Opladen: Westdeutscher Verlag.
Rickheit, G. & Strohner, H. (1993) Grundlagen der kognitiven Sprachverarbeitung. Tübingen: Francke.
Robinson, R.G. & Benson, D.F. (1981) Depression in aphasic patients: Frequency, severity and clinico-pathological correlations. Brain & Language 14, 282 – 91.
Robinson, R.G. & Starkstein, S.E. (1990) Current research in affective disorders following stroke. J. Neuropsychiatry 2, 1 – 14.
Robey, R. (1994) The efficacy of treatment for aphasic persons: a meta-analysis. Brain & Language 47, 582 – 608.
Robey, R. (1998) A meta-analysis of clinical outcomes in the treatment of aphasia. J. Language Hearing Res. 41, 171 – 87.
Roeltgen, D.P. & Rapczak, S.Z. (1993) Acquired disorders of writing and spelling. In: Blanken et al. (1993) 262 – 78.
Rose, F.C. (ed.) (1984a) Progress in aphasiology. New York: Raven Press.
Rose, F.C. (1984b) Introduction. In: Rose (1984a) 1 – 8.
Rosenbek, J.C., LaPointe, L.L. & Wertz, R.T. (1989) Aphasia. A clinical approach. Austin: pro-ed.
Roth, V. (Hg.) (1989) Kommunikation trotz gestörter Sprache. Aphasie – Demenz – Schizophrenie. Tübingen: Narr.
Roth, V. (Hg.) (1992) Computer in der Sprachtherapie. Neue WEGE. Tübingen: Narr.
Russel, W.R. & Espir, M.L.E. (1961) Traumatic aphasia. Oxford: OUP.
Ryalls, J. (1984) Where does the term „aphasia" come from? Brain & Language 21, 358 – 63.
Sands, E., Sarno, M.T. & Shankweiler, D. (1969) Long-term assessment of language functions in aphasia due to stroke. Arch. Phys. Med. Rehabil. 50, 203 – 7.
Sarno, M. Taylor (ed.) (1981) Acquired aphasia. New York: Academic Press.
Sarno, M. Taylor (ed.) (1991) Acquired aphasia. 2nd ed. San Diego: Academic Press.
Schade, U. (1992) Konnektionismus. Zur Modellierung der Sprachproduktion. Opladen: Westdeutscher Verlag.
Schindler, O. (1996) Sprache und Sprechen. In: Wendler, J., Seidner, W., Kittel, G. & Eysholdt, U. (Hg.) Lehrbuch der Phoniatrie und Pädaudiologie. 3. Aufl. Stuttgart: Thieme 192 – 301 (4. Aufl. 2005).
Schlenck, K.-J. (1990) Die Rehabilitation aphasischer Patienten nach Schlaganfall. Prävention & Rehabilitation 2, 56 – 63.
Schlenck, K.-J. (1991) Paragrammatismus. In: Blanken (Hg.) (1991a) 199 – 229.
Schlenck, K.-J. & Schlenck, C. (1994) Beratung und Betreuung von Angehörigen aphasischer Patienten. Logos, 2/2, 90 – 7.
Schlenck, C., Schlenck, K.J. & Springer, L. (1995) Die Behandlung des schweren Agrammatismus. Reduzierte Syntax-Therapie (REST). Stuttgart: Thieme.
Schöler, M. & Grötzbach, H. (2002) Aphasie. Wege aus dem Sprachdschungel. Berlin: Springer.
Schubert, A. (2004) Dysarthrie. Idstein: Schulz-Kirchner.
Schuell, H., Jenkins, J.J. & Jiménez-Pabón, E. (1964) Aphasia in adults: Diagnosis, progress and treatment. New York: Hoeber Medical Division, Harper & Row.
Schuell, H. (1972) The Minnesota Test of Differential Diagnosis of Aphasia. Minneapolis: University of Minnesota Press.
Schulte, E. & Brandt, S.D. (1989) Auditory verbal comprehension impairment. In: Code (1989) 53 – 74.
Schwartz, M.F. (1987) Patterns of speech production deficit within and across aphasia syndromes: Applications of a psycholinguistic model. In: Coltheart et al. (eds.) (1987) 163 – 99.
Seewald, B., Rupp, E. & Schupp, W. (2004) Computergestütze Aphasiebehandlung: Das Konzept der Evo-Care-Therapie. Forum Logopädie 18, 24 – 9.
Sheridan, J. (1999) A treatment programme for an impairment in reading function words. In: Byng et al. (1999) 101 – 4.
Smit, J.S.M., Effmert, A. & Burch-Budny, J. (1990) Das Kommunikationsbuch. Eine Hilfe für Aphasiker. Berlin: Marhold.
Spreen, O. & Risser, A. (1991) Assessment of aphasia. In: Sarno (ed.) (1991) 73 – 150.
Spreen, O. & Risser, A. (2003) Assessment of aphasia. Oxford: OUP.
Springer, L. & Kattenbeck, G. (Hg.) (1986) Aphasie. München: tuduv.
Springer, L. (1986a) Behandlungsphasen einer syndromorientierten Aphasietherapie. Sprache Stimme Gehör 10, 22 – 9.
Springer, L. (1986b) Erfahrungen mit der Visual Action Therapy. In: Springer & Kattenbeck (Hg.) 205 – 28.
Springer, L. (1991) Kann und soll sprachsystematisches Üben in der PACE-Therapie stattfinden? Neurolinguistik 5, 117 – 30.
Springer, L. & Willmes, K. (1993) Efficacy of language systematic learning approaches to treatment. In: Pardis (ed.) (1993) 77 – 100.
Springer, L. (1996) Patientenorientierte Qualitätskontrolle in der Logopädie. In: Hedon-Klinik (Hg.) Qualitätsmanagement Neurologische Frührehabilitation. Münster: Rhema, 55 – 60.
Springer, S.P. & Deutsch, G. (1995) Linkes/Rechtes Gehirn: funktionelle Asymmetrien. 3. Aufl. Heidelberg: Spektrum Akademischer Verlag.
Stachowiak, F.J. (ed.) (1993) Developments in the as-

sessment and rehabilitation of brain-damaged patients. Tübingen: Narr.
Stark, J. & Stark, H.K. (1991) Störungen der Textverarbeitung bei Aphasie. In: Blanken (Hg.) (1991a) 231 - 85.
Stark, J. & Stark, H.K. (1991b) On the processing of compound nouns by a Wernicke's aphasic. Grazer Linguistische Studien 35, 95 - 113.
Stark, J.A. (1992 - 97) Everyday language activities (ELA). Set 1 - 3. Wien: Eigenverlag.
Starkstein, S. & Robinson, R. (1989) Affective disorders and cerebral vascular disease. Br. J. Psychiatry 154, 170 - 82.
Steiner, J. (2001) Aphasie. In: Grohnfeldt, M. (Hg.) Lehrbuch der Sprachheilpädagogik und Logopädie. Bd. 2: Erscheinungsformen und Störungsbilder. Stuttgart: Kohlhammer 205 - 18.
Stemberger, J.P. (1993) Spontaneous and evoked slips of the tongue. In: Blanken et al. (eds.) (1993) 53 - 65.
Stöhr, A. (1919) Lautsubstitutionen eines Aphasikers. In: Fröschels (1919) 84 - 92.
Tesak, J. (1990) Agrammatismus. Neurolinguistik 4, 1 - 41.
Tesak, J. (1991) Agrammatismus. In: Blanken (Hg.) (1991a) 157 - 98.
Tesak, J. & Dittmann, J. (1991) Telegraphic style in normals and aphasics. Linguistics 29, 1111 - 37.
Tesak, J. & Hummer, P. (1994) A note on prepositions in agrammatism. Brain & Language 46, 463 - 8.
Tesak, J. (1996) Agrammatismus: Ein Update. Aphasie und Verwandte Gebiete 10, 100 - 11.
Tesak, J. & Niemi, J. (1997) Telegraphese and agrammatism: a cross-linguistic study. Aphasiology 11, 145 - 55.
Tesak, J. (2002) Aphasie - Sprachstörung nach Schlaganfall und Schädel-Hirntrauma. Ein Ratgeber für Angehörige. Idstein: Schulz-Kirchner.
Tesak, J. (2003) Das Individualsyndrom in der Aphasie. Aphasie und Verwandte Gebiete 17, 49 - 54.
Tesak, J. & Küst, J. (2004). AAT und ACL im klinischen Vergleich. Poster, Jahrestagung der Gesellschaft für Aphasie, Nov. 2004.
Tesak, J. (2005a) Geschichte der Aphasie. 2. Aufl. Idstein: Schulz-Kirchner.
Tesak, J. (2005b) Grundlagen der Aphasietherapie. 4. Aufl. Idstein: Schulz-Kirchner.
Tesak, J. (2005c) „Der aphasische Symptomencomplex" von Carl Wernicke. Idstein: Schulz-Kirchner.
Tesak, J. (2006) Das „Bild" der Aphasie. Ein Essay zur Sprachlokalisation. Idstein: Schulz-Kirchner.
Tikofsky, R.S. (1984) Contemporary aphasia diagnostics. Speech & Language: Adv. Basic Res. Pract. 11, 1 - 111.
Tyler, L.K. (1987) Spoken language comprehension in aphasia: A real-time processing perspective. In: Coltheart et al. (eds.) (1987) 145 - 62
Ulatowska, H.K. & Chapman, S. (1993) Text processing in aphasia. In: Blanken et al. (eds.) (1993) 303 - 11.
Van Lancker, D. (1993) Nonpropositional speech in aphasia. In: Blanken et a. (eds.) (1993) 215 - 25.
Vocate, D.R. (1987) The Theory of A.R. Luria. Functions of spoken language in the development of higher mental processes. Hillsdale, N.J.: Lawrence Erlbaum.
Wade, D.T., Langon Hewer, R., David, R.M. & Enderby, P.M. (1986) Aphasia after stroke: Natural history and associates deficits. J. Neurol. Neurosurg. Psychiatry 49, 11 - 46.
Wade, D.T. (1992) Measurement in neurological rehabilitation. Oxford: OUP.
Währborg, P. (1991) Assessment and management of emotional and psychosocial reactions to brain damage and aphasia. Kibworth: Far.
Wallace, G. (ed.) (1996) Adult aphasia rehabilitation. Boston: Butterworth-Heinemann.
Wallesch, C.-W. (1988) Neurologische Sprachproduktionsmodelle. Der Streit um die Lokalisation sprachlicher Funktionen im Grosshirn. In: Blanken et al. (1988) 151 - 72.
Wallesch, C.-W. (1990) Repetitive verbal behaviour: Functional and neurological considerations. Aphasiology 4, 133 - 54.
Wallesch, C.-W. & Horbach-Johannsen, H. (1991) Warum ist der Nutzen von Aphasietherapie so schwer nachweisbar? Grazer Linguistische Studien 35, 165 - 70.
Wallesch, C.-W. (1993) Medizinische Grundlagen bei erworbenen zentralen Kommunikationsstörungen. In: Grohnfeldt (1993a) 13 - 29.
Wallesch, C.-W. & Kertesz, A. (1993) Clinical symptoms and syndromes of aphasia. In: Blanken et al. (eds.) (1993) 98 - 119.
Weigl, I. (1979) Neuropsychologische und psycholinguistische Grundlagen eines Programms zur Rehabilitierung aphasischer Störungen. In: Peuser (Hg.) (1979) 491 - 515.
Wernicke, C. (1874) Der aphasische Symptomencomplex. Breslau: Cohn & Weigert.
Wertz, R.T. (1993) Efficacy of various methods. In: Paradis (ed.) (1993) 61 - 75.
Wertz, R.T. (1995) Efficacy. In: Code & Müller (eds.) (1995) 309 - 39.
Wertz, R.T. (1996) Clinical descriptions. In: Wallace (1996) 39 - 55.
White-Thomson, M. (1999) Naming therapy for an aphasic person with fluent empty speech. In: Byng et al. (1999) 93 - 100.
Widdig, W., Ohlendorf, I., Malin, J.-P. (Hg.) (1996) Aphasietherapie im Wandel. Informationen aus medizinisch-apparativen Untersuchungsverfahren für Aphasietherapeuten. Freiburg: HochschulVerlag.
Wiese, R. (1996) The phonology of German. Oxford: OUP.
Williams, S.E. (1996) Psychosocial adjustment following stroke. In: Wallace (ed.) 302 - 23.
Worrall, L.E. & Frattali, C.M. (eds.) (2000) Neurogenic communication disorders. A functional approach. New York: Thieme.
Ziegler, W. (1989) Aphasisch-phonologische Störungen der Sprachproduktion. Neurolinguistik 3/1, 1 - 34.
Zurif, E. & Swinney, D. (1994) The neuropsychology of language. In: Gernsbacher, M.A. (ed.) (1994) The handbook of psycholinguistics. San Diego: Academic Press, 1055 - 74.

Sachverzeichnis

N

O

P

R

S